Min-Fu Tsan

Avaliação da qualidade dos programas de proteção da investigação em seres humanos

Min-Fu Tsan

Avaliação da qualidade dos programas de proteção da investigação em seres humanos

ScienciaScripts

Imprint

Cover image: www.ingimage.com

This book is a translation from the original published under ISBN 978-620-2-30111-4.

Publisher:
Sciencia Scripts
is a trademark of
Dodo Books Indian Ocean Ltd. and OmniScriptum S.R.L publishing group

120 High Road, East Finchley, London, N2 9ED, United Kingdom
Str. Armeneasca 28/1, office 1, Chisinau MD-2012, Republic of Moldova, Europe
Managing Directors: Ieva Konstantinova, Victoria Ursu
info@omniscriptum.com

Printed at: see last page
ISBN: 978-620-8-50658-2

Para a minha mulher, Linda,

para

a sua inspiração e apoio inabalável

e

para as nossas filhas, Gloria e Grace,

para

o seu encorajamento

Índice

Prefácio

Tenho o privilégio de apresentar esta coleção de estudos de garantia de qualidade da proteção da investigação em seres humanos apresentados pelo Dr. Min-Fu Tsan e pelos seus colegas do Departamento dos Assuntos dos Veteranos (VA).

Desde que o U.S. Department of Health, Education, and Welfare (HEW) promulgou os seus primeiros regulamentos de proteção de sujeitos humanos na década de 1970, as instituições que realizam investigação e as organizações que financiam a investigação têm contado com um sistema de supervisão por parte dos Institutional Review Boards (IRBs) para garantir a proteção dos participantes na investigação em seres humanos. Os programas abrangentes de proteção da investigação em seres humanos evoluíram para apoiar o sistema IRB e a sua missão de proteger os participantes. No entanto, demonstrar a qualidade e a eficácia destes programas tem sido uma tarefa difícil, uma vez que as mortes e os danos catastróficos diretamente atribuíveis à participação na investigação têm sido (felizmente) relativamente pouco frequentes, e ainda não foram identificadas medidas diretas adicionais de proteção e risco da investigação.

Neste volume, o Dr. Min-Fu Tsan e os seus colegas descrevem o desenvolvimento e a implementação pela VA, de 2010 a 2016, de uma série de medidas quantificáveis e orientadas para o processo que se acredita reflectirem a qualidade da proteção da investigação em seres humanos nas 107 instalações da VA que albergam programas de investigação. Esta recolha sistemática e anual de indicadores de qualidade de mais de 100 instalações da VA, utilizando o mesmo conjunto de métricas, representa um aumento significativo em termos de escala e complexidade em relação a estudos anteriores que relatam esforços de avaliação da qualidade da proteção da investigação em seres humanos.

Estes indicadores de qualidade revelaram-se úteis para as instalações de investigação da VA na identificação de áreas de vulnerabilidade para intervenção direcionada e para o sistema da VA em geral na resposta a questões políticas específicas da VA. A implementação da Política Federal revista (Regra Comum) para a Proteção dos Sujeitos Humanos, prevista para o início de 2018, apresenta a oportunidade de comparar os efeitos das alterações regulamentares utilizando métricas obtidas antes e depois da implementação.

No entanto, como refere o Dr. Tsan, as medidas actuais representam apenas um primeiro passo na identificação de indicadores capazes de refletir melhorias significativas na qualidade da proteção concedida aos sujeitos de investigação humana ao longo do tempo, tanto dentro como fora da VA. Neste sentido, aponta o caminho a seguir no desenvolvimento de medidas de qualidade cada vez mais eficazes para avaliar a supervisão dos CRI e os programas de proteção da investigação em seres humanos que os apoiam.

É com grande prazer que apresento as ideias do Dr. Tsan para vossa apreciação.

Tom Puglisi, PhD

Capítulo 1

Introdução

A proteção dos sujeitos humanos que participam na investigação é um mandato ético para toda a investigação que envolva sujeitos humanos (1). É uma parte integrante de todos os ensaios clínicos actuais. Assim, melhorar a proteção dos sujeitos humanos é um objetivo comum e partilhado por todas as partes interessadas, incluindo, mas não se limitando a, investigadores, voluntários da investigação, instituições, patrocinadores da investigação, o governo federal e o público em geral.

A Política Federal para a Proteção dos Sujeitos Humanos publicada em 1991, também conhecida como Regra Comum, foi estabelecida com base nos princípios éticos do Relatório Belmont, nomeadamente o respeito pelas pessoas, a beneficência e a justiça (1,2). De acordo com a Regra Comum, o comité de análise institucional é responsável pela análise ética e pela aprovação ou desaprovação de todos os protocolos de investigação em seres humanos, bem como pela supervisão contínua para garantir os direitos e o bem-estar dos sujeitos humanos que participam na investigação (2). No entanto, a análise e a supervisão do comité de análise institucional são, por si só, insuficientes para garantir os direitos e o bem-estar dos participantes na investigação em seres humanos (3,4). Além disso, antes de 2000, os comités de ética eram frequentemente mal apoiados e sobrecarregados de trabalho (5).

No final da década de 1990 e início da década de 2000, os programas de investigação financiados pelo governo federal de várias instituições académicas importantes, incluindo uma instalação do Departamento de Assuntos dos Veteranos, foram suspensos devido ao incumprimento persistente e grave dos regulamentos federais que regem a investigação em seres humanos; alguns destes incidentes de incumprimento resultaram na morte de voluntários saudáveis da investigação (6,7). O intenso escrutínio público e os inquéritos do Congresso que se seguiram serviram como o mais recente impulso para melhorar o sistema de proteção dos sujeitos da investigação em seres humanos (7,8-10).

Uma mudança concetual importante foi a constatação de que, para além das comissões de revisão institucional, os investigadores, as instituições, os patrocinadores da investigação e o governo federal partilham responsabilidades na proteção dos sujeitos de investigação humanos (3). Assim, as instituições que realizam investigação envolvendo seres humanos estabelecem estruturas operacionais, designadas por programas de proteção da investigação em seres humanos, para garantir os direitos e o bem-estar dos participantes na investigação e para cumprir os requisitos éticos e regulamentares. Por exemplo, o programa de proteção da investigação em seres humanos do Departamento de Assuntos dos Veteranos é um sistema abrangente que consiste numa variedade de indivíduos e comités, incluindo, entre outros, o responsável institucional, o diretor da administração da investigação, o responsável pela conformidade da investigação, o comité de análise institucional, outros comités ou subcomités que tratam da proteção dos seres humanos, investigadores, o presidente e o pessoal do comité de análise institucional, o pessoal de investigação e o pessoal da farmácia de investigação (11).

Outros esforços de melhoria no início da década de 2000 incluíram uma maior supervisão federal da investigação, a acreditação externa voluntária dos programas institucionais de proteção da investigação em seres humanos, um maior apoio institucional aos programas de proteção da investigação em seres humanos, uma melhor formação dos investigadores e dos membros dos conselhos de revisão institucional, uma melhor monitorização e notificação de acontecimentos adversos e um maior envolvimento dos participantes na investigação e do público nestes esforços de reforma (9). No Departamento de Assuntos de Veteranos, os esforços adicionais de melhoria incluíram a acreditação externa obrigatória dos programas de proteção da investigação em seres humanos do Departamento de Assuntos de Veteranos, a criação de um Gabinete de Supervisão da Investigação (anteriormente Gabinete de Conformidade e Garantia da Investigação) para supervisionar a investigação em seres humanos do Departamento de Assuntos de Veteranos, e a exigência de um responsável pela conformidade da investigação a tempo inteiro em cada instalação de investigação do Departamento de Assuntos de Veteranos para realizar auditorias anuais de todos os documentos de consentimento informado e auditorias regulamentares de todos os protocolos de investigação em seres humanos de três em três anos (5,11,12). A recente publicação da Regra Comum revista em 2017 também faz parte deste esforço de melhoria contínua para proporcionar mais flexibilidade regulamentar aos investigadores, melhorando simultaneamente a proteção dos sujeitos humanos (13).

Os investimentos substanciais feitos desde o início da década de 2000 para melhorar o sistema de proteção dos sujeitos de investigação humana resultaram, sem dúvida, em alguns progressos. Por exemplo, um número crescente de programas institucionais de proteção da investigação em seres humanos foi acreditado pela Association for the Accreditation of Human Research Protection Programs, Incorporated (14). Infelizmente, há poucos dados, se é que há algum, mostrando que essas reformas tornaram a pesquisa em humanos mais segura. Isto deve-se, em parte, ao facto de ser difícil medir diretamente a proteção dos seres humanos. De facto, não tem havido uma monitorização sistemática do desempenho do nosso atual sistema de proteção dos sujeitos da investigação em seres humanos.

Tendo em conta a necessidade crítica de demonstrar sistematicamente se os esforços de melhoria da proteção da investigação em seres humanos fizeram, de facto, a diferença no nosso sistema de proteção dos participantes em investigação em seres humanos, o Gabinete de Supervisão da Investigação do Departamento de Assuntos dos Veteranos desenvolveu, em 2008, um conjunto de indicadores de qualidade, cada um contendo uma série de indicadores de desempenho, para avaliar a qualidade e o desempenho dos programas de proteção da investigação em seres humanos do Departamento de Assuntos dos Veteranos (15). Um total de 25 indicadores de desempenho foi implementado em 2009, e os dados foram recolhidos anualmente em todas as instalações do Department of Veterans Affairs com programas de investigação em seres humanos (16).

O sistema de cuidados de saúde do Department of Veterans Affairs é o maior sistema integrado de cuidados de saúde dos Estados Unidos, com mais de 100 instalações que realizam investigação envolvendo seres humanos todos os anos (17). O sistema de cuidados de saúde do Department of Veterans Affairs parece estar bem adaptado à realização deste tipo de projeto de garantia de qualidade. Todas as instalações de investigação do Department of Veterans Affairs são obrigadas a cumprir os mesmos regulamentos federais e as políticas do Department of Veterans Affairs que regem a investigação em seres humanos. Embora cada centro do Departamento de Assuntos dos Veteranos possa funcionar de forma independente, todos os programas de investigação dos centros de investigação estão sob a supervisão do Gabinete de Supervisão da Investigação, o que permite ao Gabinete de Supervisão da Investigação implementar o mesmo projeto de garantia de qualidade em todo o sistema. Cada centro de investigação do Departamento de Assuntos dos Veteranos tem de ter um responsável pela conformidade da investigação a tempo inteiro, que responde diretamente ao funcionário institucional (nomeadamente o Diretor do Centro Médico), o que permite a recolha independente de dados de métricas de desempenho do programa de proteção da investigação em seres humanos, sem a influência do gabinete de investigação. Por último, cerca de um terço das instalações de investigação do Department of Veterans Affairs utiliza os conselhos de revisão institucional das universidades afiliadas como os seus conselhos de revisão institucional de registo, o que permite comparar o desempenho dos conselhos de revisão institucional do Department of Veterans Affairs e dos conselhos de revisão institucional das universidades afiliadas (18).

Lamentavelmente, a recolha de dados de desempenho do programa de proteção da investigação em seres humanos não começou no início da década de 2000, antes ou no início destes esforços de reforma, para permitir a avaliação do impacto dos esforços de melhoria que foram iniciados no início da década de 2000. No entanto, estes dados de desempenho forneceram ao Departamento dos Assuntos dos Veteranos e aos seus centros de investigação informações sobre as áreas de vulnerabilidade do programa para orientar os esforços de melhoria da qualidade. Também ajudam o Departamento dos Assuntos dos Veteranos a responder a questões políticas importantes, nomeadamente se os tipos de comissões de análise institucional utilizados (nomeadamente, comissões de análise institucional do Departamento dos Assuntos dos Veteranos versus comissões de análise institucional de universidades afiliadas) e a dimensão dos programas de investigação em seres humanos têm algum impacto na qualidade e no desempenho dos programas de proteção da investigação em seres humanos do Departamento dos Assuntos dos Veteranos (18,19).

Nos nove capítulos seguintes, incluo publicações em revistas científicas revistas pelos pares resultantes deste projeto de garantia da qualidade do programa de proteção da investigação em seres humanos do Departamento dos Assuntos dos Veteranos, com base em dados recolhidos entre 2010 e 2016, para ilustrar as realizações alcançadas e a eficácia das medições de desempenho. No capítulo final, proponho uma série de potenciais áreas de investigação futura para melhorar ainda mais o sistema de proteção dos sujeitos de investigação humana.

Referências

1. Comissão Nacional para a Proteção dos Sujeitos Humanos da Investigação Biomédica e Comportamental. *O Relatório Belmont: Princípios Éticos e Diretrizes para a Proteção dos Sujeitos Humanos da Investigação.* Washington, D.C. Government Printing Office. 1979.

2. Departamento de Saúde e Serviços Humanos. Política Federal para a Proteção dos Sujeitos Humanos. 45 Código de Registo Federal (CFR) 46. 1991.

3. Instituto de Medicina. *Preserving Public Trust: Accreditation and Human Research Participant Protection Programs.* Imprensa Académica Nacional, Washington, DC. 2001.

4. Anderson JA, Sawatzky-Girling B, McDonald M, Willison DJ. Research ethics broadly writ: Para além da revisão do REB. *Health Law Review 2011;* 19(3): 12-24.

5. Gabinete de Responsabilização do Governo. Scientific Research - Continued Vigilance Critical to Protecting Human Subjects

(Investigação Científica - Vigilância Contínua - Crítica para a Proteção dos Sujeitos Humanos). GAO/HEHS- 96-72. 1996

6. Kizer KW. Statement on Oversight in the Veterans Health Administration before the Subcommittee on Veterans' Affairs, U.S. House of Representatives. 1999.

7. Steinbrook R. 2002. Proteção dos sujeitos de investigação - a crise na Johns Hopkins. *NEJM* 2002; 346: 716-20.

8. Kranish M. Sistema de proteção de seres humanos em investigação criticado. Boston Globe. 25 de março de 2002: A1.

9. Shalala D. Proteger os sujeitos da investigação - O que deve ser feito. *NEJM 2000;* 343: 808-10.

10. Steinbrook R. Improving protection for research subjects (Melhorar a proteção dos sujeitos de investigação). *NEJM* 2002; 346: 1425-30.

11. Departamento de Assuntos dos Veteranos. Requisitos para a proteção dos sujeitos humanos na investigação. Manual VHA 1200.05. 2014 (Alterado em 2017). http://www1.va.gov/vhapublications/

12. Departamento dos Assuntos dos Veteranos. Requisitos de comunicação da conformidade da investigação. Manual VHA 1058.01. 2014.

http://www1.va.gov/vhapublications/

13. Menikoff, J., Kaneshiro, J., & Pritchard, I. (2017). A regra comum, actualizada. *NEJM* 2017; 376: 613-615.

14. Association for Accreditation of Human Research Protection Programs, Incorporated. http://www.aahrpp.org

15. Tsan MF, Smith K, Gao B. Assessing the quality of human

research protection programs: The experience at the Department of Veterans Affairs. *IRB: Ethics & Human Research* 2010; 32 (4): 16-19.

16. Tsan MF, Nguyen Y, Brooks R. Utilização de indicadores de qualidade para avaliar os programas de proteção da investigação em seres humanos no Departamento de Assuntos dos Veteranos. *IRB: Ethics & Human Research* 2013; 35(1): 10-14.

17. Departamento dos Assuntos dos Veteranos. http://www.va.gov

18. Tsan MF, Nguyen Y, Brooks R. Avaliação da qualidade dos programas de proteção da investigação em seres humanos da VA: VA vs. conselho de revisão institucional da universidade afiliada. *J Emp Res Hum Res Ethics* 2013; 8: 153-160.

19. Nguyen Y, Brooks R, Tsan MF. Programas de proteção da investigação em seres humanos no Departamento de Assuntos dos Veteranos: Indicadores de qualidade e tamanho do programa. *IRB: Ethics & Human Research,* 2014; 36(4): 16-20.

Capítulo 2

Avaliação da qualidade dos programas de proteção da investigação em seres humanos humanos: A experiência do Departamento de Assuntos dos Veteranos[1]

por

Min-Fu Tsan, Karen Smith e Baochong Gao

No final da década de 1990 e no início da década de 2000, os programas de investigação apoiados pelo governo federal numa série de grandes instituições académicas foram temporariamente suspensos em resposta ao incumprimento persistente dos regulamentos federais que regem a investigação com seres humanos. Estas suspensões incluíram respostas a incidentes que envolveram a morte de dois participantes na investigação.[1] Em resposta ao aumento do escrutínio público da investigação com seres humanos resultante das suspensões, foram feitos esforços consideráveis para melhorar o sistema de supervisão relativo à investigação com seres humanos, com o objetivo final de proteger as pessoas que participam em estudos de investigação de danos relacionados com a investigação. Estes esforços incluem - mas não se limitam a - uma supervisão federal mais forte da investigação, a acreditação voluntária de programas institucionais de proteção da investigação em seres humanos, um maior apoio institucional a esses programas, uma melhor formação dos investigadores e dos membros do conselho de revisão institucional (IRB), uma melhor monitorização e notificação de eventos adversos e um maior

---

[1] Tsan MF, Smith K, Gao B. Avaliar a qualidade da proteção da investigação em seres humanos

envolvimento dos participantes na investigação e do público nos esforços de reforma.[2]

Embora o investimento para melhorar o sistema de proteção dos participantes na investigação tenha sido considerável, existem poucos dados que demonstrem que as reformas tornaram a investigação em seres humanos mais segura. Além disso, tem havido uma preocupação crescente de que uma ênfase excessiva no cumprimento dos regulamentos federais que regem a investigação com seres humanos possa desviar a atenção da qualidade ética da análise da investigação pelos CRI e desviar recursos da proteção contínua dos participantes na investigação.[3] Por exemplo, Taylor salienta que é necessário desenvolver uma medida válida, fiável e robusta para determinar se os CRI estão a atingir "os objectivos *éticos* da supervisão da investigação - proteger o bem-estar dos participantes, promover o respeito e garantir a justiça na investigação em seres humanos."[4] Essa ferramenta seria útil para avaliar a qualidade, e não apenas a conformidade, do processo de revisão dos CRI.

No entanto, as análises de alta qualidade dos CRI, embora necessárias, podem não ser suficientes para garantir a proteção dos sujeitos da investigação, uma vez que a análise da investigação pelos CRI é apenas uma componente de um programa de proteção da investigação em seres humanos am.[5]

Embora seja difícil medir diretamente até que ponto os sujeitos humanos são protegidos de danos relacionados com a investigação, acreditamos que é possível identificar indicadores que podem ser utilizados para avaliar a qualidade do programa de proteção da investigação em seres humanos de uma instituição, o que inclui a atenção a factores que são susceptíveis de conduzir ou podem conduzir a danos relacionados com a investigação. Apresentamos aqui os indicadores de qualidade que desenvolvemos para avaliar os programas de proteção da investigação em seres humanos no Departamento dos Assuntos dos Veteranos.

Indicadores de qualidade para programas de proteção da investigação em seres humanos

Para além dos regulamentos federais que regem a investigação com seres humanos, os investigadores do sistema VA devem cumprir os requisitos estabelecidos pelo VA. Por exemplo, no Sistema de Cuidados de Saúde da VA, o IRB é um subcomité do Comité de Investigação e Desenvolvimento (R&DC). A investigação que envolva seres humanos não pode ser iniciada enquanto não for aprovada pelo IRB (a menos que esteja isenta de revisão pelo IRB) e pelo R&DC.[6] A VA tem um gabinete de conformidade de investigação, e todas as instalações da VA que realizam investigação são obrigadas a ter um programa acreditado de proteção da investigação em seres humanos.

Como o objetivo do programa de proteção da investigação em seres humanos de uma instituição é melhorar as protecções para aqueles que participam na investigação, desenvolvemos indicadores de qualidade que enfatizam a avaliação do resultado do programa de proteção da investigação em seres humanos, em vez de apenas a revisão do IRB ou o cumprimento dos regulamentos da investigação. Os indicadores de qualidade foram desenvolvidos através de um processo que incluiu 1) um dos autores (MFT) que identificou potenciais indicadores; 2) indivíduos dentro e fora da VA com experiência em proteção de sujeitos humanos que analisaram os indicadores propostos; e 3) um grupo de trabalho de cinco membros nomeado pelo Gabinete de Supervisão da Investigação (ORO) que analisou e reviu os indicadores propostos. Após seis meses de deliberação, o grupo de trabalho chegou a um consenso sobre quais os indicadores de qualidade a aceitar, e o Comité Executivo do ORO subs aceitou equitativamente os indicadores a utilizar na avaliação dos programas de proteção da investigação em seres humanos da VA.

A Figura 1 enumera os 16 indicadores de qualidade aprovados pelo Comité Executivo do ORO. Os indicadores abrangem um vasto leque de áreas que podem ter um impacto significativo na proteção dos sujeitos humanos, incluindo a acreditação de programas de proteção da investigação em seres humanos; a revisão e aprovação inicial e contínua da investigação pelo IRB e pelo R&DC; o consentimento informado dos participantes; a autorização, de acordo com a Regra de Privacidade da Lei de Portabilidade e Responsabilidade dos Seguros de Saúde (Regra de Privacidade da HIPAA), para utilizar e divulgar informações de saúde protegidas dos participantes; a conformidade, qualificação e formação dos investigadores; acontecimentos adversos graves; investigação envolvendo sujeitos vulneráveis; investigação internacional; formação dos membros do IRB e do R&DC; e materiais educativos para os participantes na investigação. Este instrumento permitir-nos-á comparar a qualidade dos programas de proteção da investigação em seres humanos entre as instalações de investigação na VA e recolherá informações que podem ser utilizadas para orientar os administradores na tomada de decisões de gestão onde as melhorias do programa são mais necessárias.

Concebemos os indicadores de qualidade para serem utilizados para avaliar os programas de proteção da investigação em seres humanos nas instalações de investigação da VA anualmente, ou pelo menos uma vez de dois em dois anos. Com a recente exigência de que um

Research Compliance Officer (RCO) a tempo inteiro em cada centro de investigação da VA realize auditorias anuais a todos os documentos de consentimento informado e auditorias regulamentares a todos os protocolos de investigação o nce de três em três anos,[7] é possível que uma avaliação dos programas de proteção da investigação em seres humanos da VA utilizando os indicadores de qualidade possa ser realizada anualmente.

Estamos cientes do facto de não existirem provas que indiquem que os indicadores de qualidade são uma medida válida e fiável da qualidade do programa de proteção da investigação em seres humanos de uma instituição. Também não sabemos se os indicadores de qualidade estão diretamente relacionados com a proteção dos sujeitos da investigação. Além disso, não nos é possível atribuir um valor quantitativo e numérico a cada indicador. No entanto, consideramos que os indicadores de qualidade constituem um primeiro passo útil para o desenvolvimento de uma avaliação sólida e válida dos programas de proteção da investigação em seres humanos. À medida que utilizamos estes indicadores nas instituições de VA, esperamos que sejam redefinidos e modificados. Esperamos que outras instituições considerem estes indicadores úteis à medida que desenvolvem instrumentos para avaliar os seus próprios programas de proteção da investigação em seres humanos.

Figura 1.

Indicadores de qualidade para avaliar os programas de proteção da investigação em seres humanos no Departamento dos Assuntos dos Veteranos

1. Estatuto de acreditação do programa de proteção da investigação em seres humanos

a) Acreditação total

b) Acreditação qualificada

c) Acreditação recusada

d) Acreditação pendente

e) Outros (especificar)

2. Comité de Análise Institucional (IRB) e Comité de Investigação e Desenvolvimento (R&DC) aprovação inicial da proteção da investigação em seres humanos

a) Número de protocolos iniciados sem: aprovação do IRB; aprovação do R&DC; aprovação do IRB e do R&DC

b) Número de protocolos iniciados antes de: aprovação do IRB; aprovação do R&DC; aprovação do IRB e do R&DC

3. Requisito de consentimento informado

a) Número total de indivíduos inscritos para os quais é necessário o consentimento informado

b) Número de indivíduos inscritos sem obtenção de consentimento informado

c) Número de indivíduos registados antes da obtenção do consentimento informado necessário

d) Número de sujeitos com documentos de consentimento informado sem a assinatura do sujeito ou do representante legalmente autorizado

4. Requisito de autorização da Regra de Privacidade da Lei de Portabilidade e Responsabilidade dos Seguros de Saúde (Regra de Privacidade da HIPAA)

a) Número total de indivíduos inscritos para os quais é necessária autorização HIPAA

b) Número de indivíduos registados sem obter a autorização HIPAA necessária

c) Número de indivíduos inscritos antes de obter a autorização HIPAA necessária

5. Suspensão por justa causa da investigação em seres humanos

a) Número de protocolos suspensos (pelo IRB ou R&DC) devido a incumprimento grave

b) Número de protocolos suspensos (pelo IRB ou R&DC) devido a acontecimentos adversos graves (previstos e não previstos)

c) Número de investigadores suspensos (pelo IRB ou pelo R&DC) devido a incumprimento

d) Durante este período, o programa de proteção da investigação em seres humanos da instalação foi alguma vez suspenso (não/sim)? Em caso afirmativo, explicar o(s) motivo(s) da suspensão.

6. Acontecimentos adversos graves relacionados com a investigação (AEs)

a) Número de EAs considerados pelo IRB como graves, inesperados e relacionados com a investigação

b) Número de voluntários de saúde com EAs graves relacionados com a investigação que resultaram em morte ou hospitalização

7. Requisito de revisão contínua

a) Número total de protocolos que requerem revisão contínua

b) Número de protocolos que não passaram nas revisões contínuas exigidas pelo IRB

c) Número de protocolos com aprovação de revisão contínua do IRB caducada para os quais ocorreram actividades de investigação (exceto a continuação da intervenção ou interação de investigação considerada no melhor interesse dos sujeitos já inscritos pelo IRB)

8. Auditorias internas de protocolos

a) Número de protocolos auditados pelo Responsável pela Conformidade da Investigação (ou equivalente): número total de auditorias; auditorias por motivo de força maior; auditorias de rotina

9. Registo de indivíduos de acordo com os critérios de inclusão e exclusão

a) Número de indivíduos inscritos que não cumpriram os critérios de inclusão

b) Número de indivíduos inscritos que cumpriram os critérios de exclusão

10. Âmbito das práticas e privilégios

a) Número de investigadores e pessoal de investigação que trabalham fora do âmbito das suas práticas e privilégios

11. Investigação envolvendo populações vulneráveis

a) Número de protocolos que envolvem: feto; fertilização in vitro; mulheres grávidas; reclusos; crianças; pessoas com deficiência mental; indivíduos com capacidade de decisão diminuída

12. Protocolos de investigação internacionais

a) Número total de protocolos de investigação internacionais

b) Número de protocolos de investigação internacionais sem a necessária aprovação prévia do Diretor de Investigação e Desenvolvimento (CRADO)

13. Investigadores sancionados pela Food and Drug Administration (FDA) devido a incumprimento grave

a) Número de investigadores sancionados pela FDA por: restrição; desqualificação; exclusão

14. Requisitos de educação/formação do programa de proteção da investigação em seres humanos do investigador (incluindo a segurança da informação)

a) Número total de investigadores, incluindo coordenadores de investigação, etc., que necessitam de educação/formação no âmbito do programa de proteção da investigação em seres humanos

b) Número de investigadores, incluindo coordenadores de investigação, etc., que não concluíram a formação inicial exigida no âmbito do programa de proteção da investigação em seres humanos

c) Número de investigadores que não frequentaram a formação anual exigida no âmbito do programa de proteção da investigação em seres humanos

15. Requisitos de educação/formação dos presidentes e membros do IRB e do R&DC sobre o programa de proteção da investigação em seres humanos (incluindo a segurança da informação)

a) Número total de presidentes e membros do CRI

b) Número de presidentes e membros de CRI que não concluíram a formação inicial exigida para o programa de proteção da investigação em seres humanos

c) Número de presidentes e membros do CRI que não frequentaram a formação anual exigida para o programa de proteção da investigação em seres humanos

d) Número total de presidentes e membros do CDR

e) Número de presidentes e membros do CDR que não concluíram a formação inicial exigida para o programa de proteção da investigação em seres humanos

f) Número de presidentes e membros do CDR que não frequentaram a formação anual exigida para o programa de proteção da investigação em seres humanos

16. Ensino da disciplina

a) Número total de indivíduos inscritos

b) Número de participantes que receberam um exemplar da brochura informativa "Volunteering in Research-Here Are Some Things You Need to Know"

Agradecimentos

Agradecemos a J. Thomas Puglisi, PhD, Diretor, Office of Research Oversight, Department of Veterans Affairs, pelo seu apoio e revisão crítica do manuscrito.

Min-Fu Tsan, MD, PhD, é Diretor, Mid-Atlantic Regional Office, Office of Research Oversight, Department of Veterans Affairs, Washington, DC; **Karen Smith, PhD,** é Diretora, Midwestern Regional Office, Office of Research Oversight, Department of Veterans Affairs, Chicago, IL; e **Baochong Gao, PhD,** é Diretor

Adjunto, Mid-Atlantic Regional Office, Office of Research Oversight, Department of Veterans Affairs, Washington, DC.

Referências

1. Declaração de Kenneth W. Kizer, Subsecretário para a Saúde, Departamento dos Assuntos dos Veteranos, sobre a Supervisão da Investigação na Administração da Saúde dos Veteranos perante o Subcomité da Saúde da Comissão dos Assuntos dos Veteranos, Câmara dos Representantes dos EUA, 21 de abril de 1999; Steinbrook R. Protecting research subjects-the crisis at Johns Hopkins. *NEJM* 2002;346:716-720.

2. Steinbrook R. Improving protection for research subjects (Melhorar a proteção dos sujeitos de investigação). *NEJM* 2002;346:1425-1430.

3. Ver ref. 2, Steinbrook 2002.

4. Taylor HA. Para além da conformidade: Measuring ethical quality to enhance the oversight of human subjects research (Medir a qualidade ética para melhorar a supervisão da investigação em seres humanos). *IRB: Ethics & Human Res earch.* 2007;29(5):9-14; Koski G. Beyond compliance .... Será demasiado pedir? *IRB: Ethics & Human Research* 2003; 25(5):5-6.

5. Instituto de Medicina. *Preserving Public Trust: Accreditation and Human Research Participant Protection Programs.* Washington, DC: National Academies Press, 2001.

6. Requirements for the Protection of Human Subjects in Research (Requisitos para a Proteção dos Sujeitos Humanos na Investigação). VHA Handbook 1200.05, Department of Veterans Affairs (31 de julho de 2008), http://www1.va.gov/vhapublications/; Comité de Investigação e Desenvolvimento. VHA Handbook 1200.01, Department of Veterans Affairs (16 de junho de 2009), http://www1

.va.gov/vhapublications/.

7. Research Compliance Officers and the Auditing of VHA Human Subject Research to Determine Compliance with Applicable Laws, Regulations, and Policies (Responsáveis pela Conformidade da Investigação e Auditoria da Investigação em Seres Humanos da VHA para Determinar a Conformidade com as Leis, Regulamentos e Políticas Aplicáveis). Diretiva 2008-064 da VHA, Departamento de Assuntos dos Veteranos (16 de outubro de 2008). Disponível em http:// www1.va.gov/vhapublications/.

Capítulo 3

Utilização de indicadores de qualidade para avaliar os programas de proteção da investigação em seres humanos no Departamento de Veteranos Affairs[2]

por

Min-Fu Tsan, Yen Nguyen e Robert Brooks

Num artigo anterior, descrevemos os indicadores de qualidade que o Gabinete de Supervisão da Investigação do Departamento de Assuntos dos Veteranos desenvolveu como base para avaliar o programa de proteção da investigação em seres humanos (PPPH) de uma instituição.[1] Os 16 indicadores de qualidade abrangem questões relacionadas com o programa de investigação em seres humanos; revisão ética e aprovação de protocolos de investigação; consentimento informado; autorização para a utilização e divulgação de informações de saúde protegidas dos participantes na investigação; qualificações dos investigadores, formação em ética na investigação e cumprimento de normas éticas e regulamentares; eventos adversos graves durante um estudo; participantes vulneráveis na investigação; investigação internacional; formação para membros de comissões de revisão ética; e materiais educativos para potenciais participantes na investigação. Neste artigo, relatamos as conclusões da utilização dos indicadores de qualidade pela VA na sua auditoria das actividades de investigação em seres humanos das instituições.

---

[2] Tsan MF, Nguyen Y, Brooks R. Using quality indicators to assess Human Research Protection Programs at the Department of Veterans Affairs (Utilização de indicadores de qualidade para avaliar os programas de proteção da investigação em seres humanos no Departamento dos Assuntos dos Veteranos). *IRB: Ética e Investigação em Seres Humanos* 35(1): 10-14, 2013. Direitos de autor ©2013 the Hastings Center. Reproduzido com a permissão do Hastings Center e dos co-autores.

Garantia de qualidade e proteção da investigação em seres humanos

Uma caraterística fundamental dos VA HRPPs é o requisito de que os responsáveis qualificados pela conformidade da investigação em cada instituição de investigação da VA realizem uma auditoria anual de todos os documentos de consentimento informado e uma auditoria regulamentar de três em três anos a todos os protocolos de investigação em seres humanos aprovados nas suas instituições.[2] Foram desenvolvidas ferramentas de auditoria para a auditoria anual dos documentos de consentimento, bem como para a auditoria regulamentar trienal dos protocolos de investigação.[3] Os responsáveis pela conformidade da investigação foram então formados para utilizar estas ferramentas na realização de auditorias ao longo do ano. O nosso foco aqui é o consentimento informado e as auditorias de protocolos regulamentares realizadas entre 1 de junho de 2009 e 31 de maio de 2010, para todas as 107 instituições de investigação VA. Todos os dados das auditorias são apresentados na Tabela 1.

Estado de acreditação dos PPPHs da VA. Um total de 105 (98,1%) PPPHs da VA já estavam totalmente acreditados ou obtiveram a acreditação total da Associação para a Acreditação de Programas de Proteção da Investigação em Seres Humanos, Inc. (AAHRPP) durante o período entre 1 de junho de 2009 e 31 de maio de 2010. Além disso, nenhum PPPH da VA foi suspenso pela AAHRPP durante o período abrangido pelo presente relatório.

Documentos de consentimento informado. As políticas da VA exigem que a versão mais recente de um formulário de consentimento aprovado pela comissão de revisão institucional (IRB) seja a versão que os investigadores devem utilizar quando recrutam indivíduos para participarem nos seus estudos. Além disso, a VA exige que os indivíduos que se inscrevem num estudo assinem e datem o formulário de consentimento.[4]

Durante o período entre 1 de junho de 2009 e 31 de maio de 2010, foi auditado um total de 14 944 protocolos de investigação em seres humanos activos. Destes, 3.563 protocolos (23,8%) tinham um total de 89.216 formulários de consentimento informado obtidos nos últimos 12 meses. Os restantes protocolos de investigação em seres humanos activos, ou seja, 11 381 protocolos, eram protocolos isentos, protocolos com dispensa de consentimento informado aprovada pelo IRB ou dispensa da documentação de consentimento informado, ou protocolos sem formulários de consentimento informado assinados obtidos nos últimos 12 meses. Entre os 89.216 formulários de consentimento analisados, 2.143 (2,4%) não eram a versão correta aprovada pelo IRB e 197 (0,22%) não estavam assinados e datados pelos indivíduos que concordaram em participar nos estudos.

Aprovação de protocolos. As políticas da VA exigem que todos os protocolos de investigação em seres humanos sejam analisados e aprovados primeiro pelo IRB e depois pelo comité de investigação e desenvolvimento (R&DC). O R&DC é um comité encarregado de supervisionar todas as actividades de investigação e desenvolvimento numa instituição do VA e é responsável por manter elevados padrões em todo o programa de investigação e desenvolvimento de uma instalação. O IRB é um subcomité do R&DC. Não podem ser iniciadas quaisquer actividades de investigação em seres humanos nas instituições do VA até que o protocolo tenha sido aprovado pelo IRB e pelo R&DC.[5]

Durante o período entre 1 de junho de 2009 e 31 de maio de 2010, foram realizadas auditorias regulamentares a 2 102 protocolos de investigação em seres humanos. A auditoria revelou que a investigação ao abrigo de um protocolo (0,05%) foi realizada e concluída sem a necessária aprovação do IRB, a investigação ao abrigo de três protocolos (0,14%) foi realizada e concluída sem a necessária aprovação do R&DC, a investigação ao abrigo de dois protocolos (0,10%) foi iniciada antes da aprovação do IRB e a investigação ao abrigo de nove protocolos (0,43%) foi iniciada antes da aprovação do R&DC.

Suspensão ou cessação de investigação por justa causa. Vários protocolos foram suspensos ou terminados por justa causa durante o período entre 1 de junho de 2009 e 31 de maio de 2010. Infelizmente, apenas estavam disponíveis dados agregados para protocolos que envolviam seres humanos, animais de laboratório e riscos de segurança. Entre um total de 2 978 protocolos humanos, animais e de segurança auditados, 83 (2,79%) protocolos foram suspensos ou terminados por justa causa. Vinte e cinco (0,83%) foram suspensos ou terminados devido a preocupações com a segurança dos sujeitos humanos, enquanto 40 (1,34%) protocolos foram suspensos ou terminados devido a preocupações relacionadas com o investigador.

SAEs locais e problemas imprevistos que envolvem riscos para os sujeitos ou outros. Dos 2.102 protocolos de investigação humana auditados, 25 eventos adversos locais foram considerados pelo IRB como graves, imprevistos e relacionados ou provavelmente relacionados com a investigação. Destes, 11 resultaram em hospitalização dos participantes e nenhum resultou na morte de participantes.

Lapso nas revisões contínuas. Os regulamentos federais e as políticas do VA exigem que os CRI efectuem revisões contínuas da investigação em seres humanos a intervalos adequados ao grau de risco, mas não menos de uma vez por ano.[6] Dos 2.102 protocolos de investigação em seres humanos auditados, 1.606 protocolos exigiam revisões contínuas do CRI. Noventa e sete protocolos (6,04%) não foram submetidos à revisão contínua de um ano e, em dois (0,12%) destes 97 protocolos, os investigadores continuaram a realizar actividades de investigação apesar de o IRB não ter efectuado a revisão de um ano.

Revisão dos Históricos dos Casos dos Participantes. Um total de 11.387 histórias de casos de participantes de 2.102 protocolos humanos foi revisto durante o período de auditoria . Relativamente às histórias de casos auditadas, o consentimento informado de 249 participantes (2,19%) não foi obtido antes do início dos procedimentos do estudo. Além disso, não havia documentação que verificasse os critérios de inclusão/exclusão em 271 (2,38%) das histórias de casos auditadas.

Pessoal de investigação. As políticas da VA exigem que todo o pessoal de investigação tenha um âmbito de prática de investigação aprovado ou uma declaração funcional que defina as actividades de investigação que o indivíduo está qualificado e autorizado a realizar. Além disso, o pessoal de investigação que participa na investigação de seres humanos deve completar uma formação inicial e anual em princípios éticos e boas práticas clínicas aceites.[7]

Infelizmente, apenas estavam disponíveis dados agregados para todos os protocolos que envolviam seres humanos, animais de laboratório e riscos de segurança. Entre os 2.978 protocolos humanos, animais e de segurança auditados, havia 6.787 participantes do pessoal de investigação. Do 6.787 pessoal de investigação auditado, 519 (7,65%) não tinham um âmbito de prática de investigação aprovado; 10 (0,15%) tinham um âmbito de prática de investigação aprovado, mas estavam a trabalhar fora do seu âmbito de prática de investigação; e 398 (5,86%) não mantinham os requisitos de formação actualizados, incluindo 103 (1,52%) sem a formação inicial exigida e 303 (4,46%) que não obtiveram formação contínua.

Investigação internacional. As políticas federais exigem que todos os indivíduos que participem em investigação em locais fora dos Estados Unidos beneficiem de protecções adequadas que estejam de acordo com as dos sujeitos de investigação nos Estados Unidos, bem como de protecções que as autoridades locais e os costumes considerem adequadas no local internacional.[8] As políticas da VA exigem que sejam obtidas autorizações do diretor de investigação e desenvolvimento da VA antes de iniciar qualquer investigação internacional aprovada pela VA.[9] Dos 2.102 protocolos de investigação em seres humanos auditados durante o período entre 1 de junho de 2009 e 31 de maio de 2010, quatro eram estudos internacionais. Dois (50%) destes estudos não tiveram a aprovação prévia do diretor de investigação e desenvolvimento.

Tabela 1. Principais conclusões relativas aos indicadores de qualidade

Informed consent documents	
Total number of protocols audited	14,944
Number of protocols with informed consent documents	3,563 (23.8%)
Total number of informed consent documents audited	89,216
Average number of informed consent documents per protocol	24
Incorrect informed consent documents used	2,143 (2.4%)
Informed consent documents not signed and dated by subjects	197 (0.22%)
Protocols approved by institutional review board (IRB) and Research and Development Committee (R&DC)	
Total number of human research protocols audited	2,102
Conducted and completed without IRB approval	1 (0.05%)
Conducted and completed without R&DC approval	3 (0.14%)
Initiated prior to IRB approval	2 (0.10%)
Initiated prior to R&DC approval	9 90.43%)
For-Cause Suspension or Termination of Protocols	
Total number of human, animal, and safety protocols audited	2,978
Suspended or terminated due to cause	83 (2.79%)
Due to human subject concerns	25 (0.83%)
Due to investigator-related concerns	40 (1.34%)
Local Serious Adverse Events and Unanticipated Problems	
Total number of human research protocols audited	2,102
Local adverse events determined to be serious, unanticipated, and related or probably related to research	25
Resulted in hospitalization	11
Resulted in death	0
Lapse in Continuing Reviews	
Total number of human protocols requiring continuing reviews	1,606
Lapse in IRB continuing reviews	97 (6.04%)
Continued research activities during lapse	2 (0.12%0
Review of Subject Case Histories	
Total number of case histories reviewed	11,387
Average number of subject case histories reviewed per protocol	5.4
Informed consent not obtained prior to initiation of study	249 (2.19%)
No documentation verifying inclusion/exclusion criteria	271 (2.38%)
Research Personnel Scope of Practice and Training Requirements	
Total number of research personnel in protocols audited	6,787
Average number of research personnel per protocol	2.3
Without research scope of practice	519 (765%)
Working outside of research scope of practice	10 (0.15%)
Required training not current	398 (5.86%)
Without initial training	103 (1.52%)
Lapse in continuing training	303 (4.46%)

Discussão

O Departamento de Assuntos de Veteranos é o maior prestador de cuidados de saúde integrados dos Estados Unidos, com 153 hospitais em todo o país. Em 2010, havia 107 centros médicos do VA que realizavam investigação envolvendo seres humanos e, todos os dias, milhares de indivíduos participavam em estudos conduzidos por investigadores do VA. Uma das maiores prioridades da VA é proteger a segurança, os direitos e o bem-estar dos participantes inscritos nos seus estudos de investigação biomédica e comportamental. Para além de ser um dos 17 departamentos e agências dos EUA que concordam em seguir a Política Federal para a Proteção dos Sujeitos Humanos (a Regra Comum), a VA implementa requisitos adicionais para proteger a segurança, os direitos e o bem-estar dos participantes na investigação. Por exemplo, no sistema da VA, o IRB é um subcomité do R&DC, e nenhum estudo em seres humanos é autorizado a prosseguir sem que tanto o IRB como o R&DC tenham aprovado o protocolo.[10]

A informação aqui relatada foi a primeira tentativa de utilizar sistematicamente os indicadores de qualidade que a VA desenvolveu para avaliar os seus PPGH. Uma vez que não existem dados semelhantes disponíveis na literatura, é impossível determinar até que ponto os PPGH da VA conduzem as suas actividades de supervisão da investigação em comparação com os PPGH de outras instituições. No entanto, acreditamos que os resultados apresentados neste relatório sugerem que a VA desenvolveu um sistema forte e abrangente para proteger os participantes nos estudos de investigação da VA. Noventa e oito por cento dos HRPPs da VA foram acreditados pela AAHRPP. Dos 89.216 documentos de consentimento auditados, menos de 0,3% não foram assinados e datados pelos participantes na investigação. Dos 2.102 protocolos de investigação humana auditados, apenas um estudo (0,05%) foi efectuado sem aprovação do IRB e apenas dois estudos (0,1%) foram iniciados antes da aprovação do IRB. Houve 25 eventos adversos locais considerados pelo IRB como graves, imprevistos e relacionados ou provavelmente relacionados com a investigação. Destes, apenas 11 dos participantes na investigação que os sofreram foram hospitalizados e nenhum morreu.

Os resultados aqui apresentados também fornecem informações valiosas sobre os PPAR da VA. Estes dados identificaram áreas específicas dos PPAR da VA que devem ser melhoradas no futuro. Por exemplo, 6,04% dos protocolos auditados não foram objeto das revisões contínuas exigidas pelo IRB; 7,65% do pessoal de investigação não dispunha dos âmbitos de prática de investigação exigidos; 5,86% do pessoal de investigação não manteve a formação exigida; e 50% da investigação internacional da VA foi iniciada sem a aprovação exigida do diretor de investigação e desenvolvimento. Estes são domínios que necessitam claramente de ser melhorados.

Da mesma forma, algumas das ferramentas de auditoria e recolha de dados utilizadas também poderiam ser melhoradas. Por exemplo, os dados sobre a suspensão de protocolos, a formação do pessoal de investigação e os âmbitos de prática da investigação incluíam protocolos humanos, animais e de segurança, e não especificamente protocolos que envolvessem estudos com seres humanos.

Sabemos que não há provas de que as medidas de qualidade utilizadas na análise de auditoria reflictam a qualidade do PPPH de uma instituição. Também não sabemos se estas medidas de qualidade estão diretamente relacionadas com a proteção dos sujeitos humanos. Além disso, estes indicadores de qualidade foram desenvolvidos especificamente para avaliar a qualidade dos PPPHs nas instituições do VA,[11] e alguns dos indicadores não são aplicáveis a outros PPPHs. No entanto, os indicadores de qualidade que utilizámos são, pelo menos, um primeiro passo para medir a qualidade dos PPPHs. Os resultados da nossa utilização destes indicadores fornecem dados de base para futuras avaliações dos PPFH e para afinar o conjunto de indicadores de qualidade que permitirão aos PPFH determinar melhor até que ponto estão a proteger as pessoas que participam na investigação conduzida pelas suas instituições.

Declaração de exoneração de responsabilidade

Os pontos de vista apresentados neste relatório são da responsabilidade dos autores e não representam necessariamente os pontos de vista do Departamento dos Assuntos dos Veteranos.

Agradecimentos

Os autores gostariam de agradecer a J. Thomas Puglisi, PhD, Chief Officer, Office of Research Oversight, pelo seu apoio a este projeto, e a todos os responsáveis pela conformidade da investigação do VA pelos seus contributos na realização das auditorias e na recolha dos dados apresentados neste relatório.

Uma vez que se tratou de um projeto de garantia de qualidade da VA e que não foram recolhidas informações individualmente identificáveis, não foi necessária qualquer análise e aprovação do IRB para o projeto d.

Min-Fu Tsan, MD, PhD, é Deputy Chief Officer; **Yen Nguyen, PharmD,** é Research Pharmacist; e **Robert Brooks, MD, PhD,** é Associate Diretor for Research Compliance Education and Policy no Office of Research Oversight, Department of Veterans Affairs, Washington, DC.

Referências

1. Tsan MF, Smith K, Gao B. Assessing the quality of human research protection programs: The experience at the Department of

Veterans Affairs. *IRB: Ética e Investigação em Seres Humanos* 2010;32(4):16-19.

2. *Requisitos de comunicação da conformidade da investigação.* VHA Handbook 1058.01, Department of Veterans Affairs, 15 de novembro de 2011, http://www1.va.gov/vhapublications/ViewPublication.asp ?pub_ ID=2463.

3. Research Compliance Officer Audit Tools, Office of Research Oversight, Department of Veterans Affairs, http://www.va.gov/ORO/Research_Compliance_Educati on.asp.

4. *Requisitos para a Proteção de Hu man Subjects in Research.* VHA Handbook 1200.05, Department of Veterans Affairs, 2 de maio de 2012, http://www1.va.gov/vhapublications/ViewPublication.

asp?pub_ID=2531.

5. Ver ref. 4, Departamento de Assuntos dos Veteranos, 2 de maio de 2012; *Comité de Investigação e Desenvolvimento.* VHA Handbook 1200.01, Departamento dos Assuntos dos Veteranos, 16 de junho de 2009, http://www1.va.gov/vhapublications/ViewPublication.asp?

Pub_ID= 2038

6. Departamento de Saúde e Serviços Humanos dos EUA. Protection of Human Subjects *45* CFR 46; ver ref. 4, Departamento dos Assuntos dos Veteranos, 2 de maio de 2012.

7. Ver ref. 4, Departamento dos Assuntos dos Veteranos, 2 de maio de 2012.

8. Ver ref. 6, 45 CFR 46.

9. Ver ref. 4, Departamento dos Assuntos dos Veteranos, 2 de maio

de 2012.

10. Ver ref. 4, Department of Veterans Affairs, 2 de maio de 2012; ver ref. *5,* Departamento de Assuntos dos Veteranos, 16 de junho de 2009.

11. Ver ref. 1, Tsan et al. 2010.

Capítulo 4

Avaliação da qualidade dos programas de proteção da investigação em seres humanos da VA: VA vs. conselho de revisão institucional da universidade afiliada[3]

por

Min-Fu Tsan, Yen Nguyen e Robert Brooks

RESUMO: Comparámos os dados dos indicadores de qualidade do Programa de Proteção da Investigação em Seres Humanos (PPPH) das instalações do Departamento dos Assuntos dos Veteranos (VA) que utilizam os seus próprios conselhos de revisão institucional do VA (I RBs) com os que utilizam IRBs de universidades afiliadas. De um total de 25 indicadores de desempenho, 13 não demonstraram diferenças estatisticamente significativas, enquanto 12 atingiram diferenças estatisticamente significativas. Entre os 12 com diferenças estatisticamente significativas, as instalações que utilizam os seus próprios CRI de VA tiveram um melhor desempenho em quatro das métricas, enquanto as instalações que utilizam CRI afiliados tiveram um melhor desempenho em oito. No entanto, a diferença absoluta foi pequena (0,22,7%) em todos os casos, sugerindo que não tinham significado prático. Concluímos que é aceitável que as instalações utilizem os seus próprios JRBs VA ou IRBs de universidades afiliadas como seus IRBs de registo.

PALAVRAS-CHAVE: Programa de Proteção da Investigação em

---

[3] Tsan MF, Nguyen Y, Brooks R. Avaliação da qualidade dos programas de proteção da investigação em seres humanos da VA: VA vs. conselho de revisão institucional da universidade afiliada. Revista de investigação empírica sobre ética na investigação em seres humanos 8: 153-160, 2013. Direitos de autor ©2013 SAGE Publications. DOI: 10.1525/jer.2013.8.2.153. Reproduzido com a autorização da SAGE Publications e dos co-autores.

Seres Humanos (PPPH), comité de análise institucional (IRE), indicadores de qualidade

Recebido: 12 de setembro de 2012; revisto: 28 de fevereiro de 2013

As instituições que realizam investigação envolvendo seres humanos estabeleceram estruturas operacionais, designadas por programas de proteção da investigação em seres humanos (PPPH), para garantir os direitos e o bem-estar dos participantes na investigação e para cumprir os requisitos éticos e regulamentares (Institute of Medicine, 2001). O comité de análise institucional (IRB) é um componente crítico do PPPH. É responsável pela revisão e aprovação (ou desaprovação) de protocolos de investigação em seres humanos e pela supervisão para garantir a proteção dos sujeitos humanos que participam na investigação (Department of Health and Human Services, 1991). No entanto, os investigadores, os CRI, as instituições, os patrocinadores da investigação e o governo federal partilham responsabilidades pela proteção dos sujeitos de investigação (Institute of Medicine, 2001).

O sistema de cuidados de saúde do Department of Veterans Affairs (VA) é o maior sistema integrado de cuidados de saúde do mundo. Atualmente, existem 107 instalações do VA que realizam investigação envolvendo seres humanos. Para além dos regulamentos federais que regem a investigação com seres humanos (Department of Health and Human Services, 1991), os investigadores do Sistema de Cuidados de Saúde dos Veteranos também têm de cumprir os requisitos estabelecidos pelo VA. Por exemplo, no Sistema de Cuidados de Saúde de VA, o IRB é um subcomité do Comité de Investigação e Desenvolvimento (R&DC). A investigação que envolve seres humanos não pode ser iniciada até ter sido aprovada pelo IRB e pelo R&DC (Department of Veterans Affairs,

2009, 2010a).

Todos os investigadores da VA são obrigados a ter âmbitos de prática de investigação aprovados. Além disso, todas as instalações da VA que realizam investigação em seres humanos têm de ter os seus PPPHs acreditados por uma organização de acreditação externa sob contrato com a VA (Department of Veterans Affairs, 2010a).

A maioria das instalações do VA está associada às escolas de medicina do país. Esta afiliação académica tem facilitado os cuidados aos doentes, a educação e as missões de investigação do VA, bem como as das escolas médicas afiliadas. Algumas instalações da VA criam os seus próprios CRI, enquanto outras utilizam os serviços dos CRI das universidades afiliadas como CRI de registo através de um Memorando de Entendimento (MOU). O MOU define o papel e as responsabilidades de cada instituição e exige que os CRI das universidades afiliadas cumpram os requisitos específicos da VA ao analisarem e supervisionarem a investigação da VA (Department of Veterans Affairs, 2007, 2010a).

Anteriormente, desenvolvemos um conjunto de indicadores para avaliar a qualidade dos VA HRPPs para efeitos de melhoria da qualidade (Tsan, Smith, & Gao, 2010). Utilizando estes indicadores de qualidade, recolhemos dados para obter alguma informação sobre a qualidade e o desempenho dos VA HRPPs (Tsan, Nguyen, & Brooks, 2013). Apresentamos aqui os resultados das medidas de qualidade do VA HRPP, comparando as faci lidades que utilizam os seus próprios IRBs VA com as que utilizam os IRBs das universidades afiliadas.

Métodos

Recolha de dados

Como parte do programa de garantia de qualidade do VA HRPP,

cada centro de investigação do VA foi obrigado a efetuar auditorias anuais a todos os documentos de consentimento informado (ICDs) e auditorias regulamentares a todos os protocolos de investigação em seres humanos de três em três anos por responsáveis qualificados pela conformidade da investigação (RCOs) (Department of Veterans Affairs, 2010b). Foram desenvolvidas ferramentas de auditoria para o DCI anual, bem como para auditorias regulamentares trienais de protocolos (disponíveis em http://www.va.gov/0RO/Research_Compliance_Education.asp). Os RCOs das instalações receberam então formação para utilizar estas ferramentas na realização de auditorias ao longo do ano.

Os resultados das auditorias CID e das auditorias regulamentares de protocolos realizadas entre 1 de junho de 2010 e 31 de maio de 2011 foram recolhidos através de um sistema baseado na Web em todas as 107 instalações de investigação do VA. As informações recolhidas incluíram: Requisitos de autorização da CID e da Lei de Portabilidade e Responsabilidade dos Seguros de Saúde (HIPAA); aprovação inicial de protocolos de investigação em seres humanos pelo IRB e pelo R&DC; cumprimento dos requisitos de consentimento informado selecionados; suspensão por justa causa ou rescisão de protocolos de investigação em seres humanos; eventos adversos graves relacionados com a investigação (SAEs); cumprimento dos requisitos de revisão contínua; inscrição de sujeitos de acordo com os critérios de inclusão e exclusão; âmbitos de prática do pessoal de investigação; e formação em proteção da investigação em seres humanos do investigador. Não foi recolhida qualquer informação pessoal individualmente identificável. Uma vez que se tratou de um projeto de garantia de qualidade da VA e que não foi recolhida qualquer informação individualmente identificável, não foi necessária a revisão e aprovação do IRB para o projeto (Tsan & Puglisi, no prelo).

Análise de dados

Todos os dados recolhidos foram introduzidos numa base de dados informatizada para análise. Quando necessário, os estabelecimentos foram contactados para verificar a exatidão e a uniformidade dos dados comunicados.

Para a comparação de duas médias, foi utilizado o teste t de Student para determinar o nível de significância. O teste do qui-quadrado foi utilizado para comparar dados binários. Um valor de $p < 0,05$ foi considerado estatisticamente significativo. Além disso, o risco relativo e a diferença absoluta foram calculados para melhor compreender a significância e a relevância das diferenças observadas (Matthews & Farewell, 1988).

TABELA 1. Categorias de instalações de acordo com os tipos de Comité de Revisão Institucional ([RB) utilizados.

	VA IRB*	Outro IRB do VA	IRB afiliado	Total
Número de instalações	52	19	36	107
Protocolos auditados	9,270	273	6,435	15,978
	(178) "*	(14)	(179)	(149)
CDIs auditados	59,045	1,009	40,778	100,832
	(1,135)	(53)	(1,132)	(942)
Autorização HIPAA auditada	56,960	769	38,187	95,916
	(1,095)	(40)	(1,060)	(896)

Indica uma instalação que utiliza o seu próprio IRB VA.

**** Os números entre parênteses são os números médios por estabelecimento,**

Resultados

Instalações que utilizam IRBs VA vs. IRBs universitários

Com base nos tipos de CRI utilizados, as instalações de VA podiam ser agrupadas em três categorias: as que utilizavam os seus próprios CRI de VA, as que utilizavam os CRI de outra instalação de VA e as que utilizavam CRI de universidades afiliadas. Como se pode ver no Quadro I, havia 52 estabelecimentos que utilizavam os seus próprios

CRI do VA, 19 estabelecimentos que utilizavam os CRI de outro estabelecimento do VA e 36 estabelecimentos que utilizavam CRI afiliados. Com base no número de protocolos, CIDs e autorizações HIPAA auditados, as instalações que utilizavam outros CRI do VA tinham programas de investigação muito pequenos, ou seja, 14 protocolos por instalação, enquanto as instalações que utilizavam os seus próprios CRI do VA e as que utilizavam CRI afiliados tinham programas de investigação de dimensão comparável, ou seja, 178 vs. 179 protocolos por instalação, respetivamente.

QUADRO 2. Instalações com IRB próprio vs. Instalações com IRB afiliado

	VA IRB	IRB afiliado
Número de instalações	52	36
Número total de protocolos humanos	9,355	6,765
Média + DP	180+140*	188+194
Gama	6-599	3-790

*Valor P (vs. IRB afiliado) = 0,8

QUADRO 3. Documento de Consentimento Informado (DCI) e Autorização da Lei de Portabilidade e Responsabilidade dos Seguros de Saúde (HIPAA).

Auditorias de autorização ICD e HIPAA	VAIRB	IRB afiliado	Total*
Número total de CDIs auditados	59,045	40,778	100,832
Utilização de CDIs incorrectos	963 (1.63%)**	508 (1.25%)	1.478 (1.47%)
Não assinado e datado pelos sujeitos	120 (0.20%)**	157 (0.39%)	284 (0.28%)
Número total de autorizações HIPAA necessárias	56,960	38,187	95,916
Número de autorizações HIPAA necessárias não obtidas	432 (0,76%)**	951 (2.49%)	1,383 (1.44%)

*O total refere-se ao número total de todos os ICDs auditados, incluindo as instalações que utilizam os seus próprios CRI de VA (CRI de VA), os CRI afiliados (CRI afiliado) e os CRI de VA de outra instalação (não apresentados aqui). Por conseguinte, o número total é superior à soma dos números dos estabelecimentos que utilizam os seus próprios CRI de VA e dos que utilizam CRI afiliados. (Isto aplica-se a todos os dados apresentados nas Tabelas 3-11).

** Valores de p (vs. CRI afiliado) < 0,0001

QUADRO 4. Aprovação do protocolo pelo Conselho de Revisão Institucional (IRB) e pelo Comité de Investigação e Desenvolvimento (R&DC).

IRB and R&DC Protocol Approval	VA IRB*	Affiliate IRB	Total
Total number of human research protocols audited	1,991	1,503	3,558
Conducted and completed without IRB approval	0 (0.00%)	2 (0.13%)	2 (0.06%)
Conducted and completed without R&DC approval	1 (0.05%)	4 (0.27%)	5 (0.14%)
Initiated prior to IRB approval	2 (0.10%)	0 (0.00%)	2 (0.06%)
Initiated prior to R&DC approval	2 (0.10%)	6 (0.40%)	8 (0.22%)

*P values (vs. affiliate IRB) > 0.1

A Tabela 2 mostra que não houve diferença estatisticamente significativa no número de protocolos de investigação em seres humanos activos entre as instalações que utilizam os seus próprios CRI VA e as que utilizam CRI afiliados, ou seja, 180 ± 140 (± desvio padrão, S.D.) e 188 ± 194 (± S.D.), respetivamente (valor p = 0,8). Por esta razão, comparámos os dados dos indicadores de qualidade entre estas duas categorias de instalações.

Documento de consentimento informado e autorização HIPAA

As políticas do VA exigem que o consentimento informado seja obtido dos sujeitos utilizando o formulário de consentimento informado mais recente que foi aprovado pelo IRB. Além disso, o formulário de consentimento informado deve ser assinado e datado pelo sujeito. A partir de 31 de março de 2011, as autorizações VA HIPAA devem ser um documento autónomo, em vez de serem combinadas com o formulário de consentimento informado (Department of Veterans Affairs, 2010a).

Como mostra a Tabela 3, durante o período entre 1 de junho de 2010 e 31 de maio de 2011, foi auditado um total de 100.832 CDI, 59.045 de instalações que utilizavam os seus próprios CRI do VA e 40.778 de instalações que utilizavam CRI afiliados. Note-se que o número total de CDIs auditados incluiu os de instalações que utilizam CRI de outra instalação VA, ou seja, 1 009, para além dos de instalações que utilizam os seus próprios CRI VA e os que utilizam CRI afiliados, ou seja, 59 045 e 40 778, respetivamente (1 009 + 59 045 + 40 778 = 100 832). Este é o caso de todos os dados subsequentes apresentados nas Tabelas 4-11.

Entre os 100.832 CDIs auditados, 1.478 (1,47%) não utilizaram a versão correta dos formulários de consentimento e 284 (0,28%) não foram assinados e datados pelos sujeitos. Os resultados semelhantes para as instalações que utilizam os seus próprios IRBs VA e para as instalações que utilizam IRBs afiliados foram: 963 (1,63%) vs. 508 (1,25%), p < 0,001; e 120 (0,20%) vs. 157 (0,39%), p < 0,001, respetivamente.

Da mesma forma, era necessário um total de 95.916 autorizações HIPAA, mas 1.383 (1,44%) não foram obtidas. O número de autorizações HIPAA não obtidas conforme exigido para os estabelecimentos que utilizam os seus próprios CRI do VA e para os estabelecimentos que utilizam CRI afiliados foi de 432 (0,76%) e 952 (2,49%), p < 0,00l, respetivamente.

Aprovação de protocolos pelo IRB e pelo R&DC

As políticas do VA exigem que todos os protocolos de investigação em seres humanos sejam analisados e aprovados primeiro pelo IRB e depois pelo R&DC (Department of Veterans Affairs, 2009, 2010a). O R&DC é um comité encarregado de supervisionar todas as actividades de investigação e desenvolvimento (I&D) numa instalação e é responsável por manter elevados padrões em todo o programa de I&D. O IRB é um subcomité do R&DC. Nenhuma atividade de investigação em seres humanos na VA pode ser iniciada antes da aprovação do IRB e do R&DC (ibid.).

Como mostra a Tabela 4, durante o período entre 1 de junho de 2010 e 31 de maio de 2011, foram realizadas auditorias regulamentares a um total de 3558 protocolos de investigação em seres humanos. Entre estes 3.558 protocolos, 2 (0,06%) protocolos foram conduzidos e concluídos sem a necessária aprovação do IRB, 5 (0,14%) foram conduzidos e concluídos sem a necessária aprovação do R&DC, 2 (0,06%) foram iniciados antes da aprovação do IRB e 8 (0,22%) foram iniciados antes da aprovação do R&DC.

Os valores semelhantes para as instalações que utilizam IRB VA próprios e para as que utilizam IRB afiliados foram: 0 (0%) e 2 (0,13%); 1 (0,05%) e 4 (0,27%);

2 (0,10%) e 0 (0%); e 2 (0,10%) e 6 (0,40%), respetivamente (valores de p > 0,1).

Suspensão ou rescisão por justa causa

A Tabela 5 mostra o número de protocolos que foram suspensos ou encerrados por justa causa durante o período entre 1 de junho de 2010 e 31 de maio de 2011. De um total de 3 558 protocolos de investigação humana auditados, 47 (1,32%) protocolos foram suspensos ou terminados por justa causa. Dezasseis (0,45%) protocolos foram suspensos ou terminados devido a preocupações com a segurança do sujeito humano, enquanto 31 (0,87%) protocolos foram suspensos ou terminados devido a preocupações relacionadas com o investigador.

Os resultados semelhantes para as instalações que utilizam os seus próprios IRBs VA e as que utilizam IRBs afiliados foram: 1.991 e 1.503 protocolos; 34 (1,71%) e 9 (0,06%), p < 0,05; 10 (0,50%) e 6 (0,40%), p > 0,8; e 24 (1,21%) e 3 (0,20%), p < 0,002, respetivamente.

QUADRO 5. Suspensão ou rescisão de protocolos por causa

Suspensão ou rescisão de protocolos por justa causa	VA IRB	IRB afiliado	Total
Número total de protocolos de investigação em seres humanos auditados	1,991	1,503	3,558
Protocolos suspensos/terminados	34 (1.71%)*	9 (0.60%)	47 (1.32%)
Devido a preocupações com o ser humano	10 (0.50%)**	6 (0.40%)	16 (0.45%)
Devido a preocupações relacionadas com o investigador	24 (1.21%)***	3 (0.20%)	31 (0.87%)

Valores de p (vs. IRB afiliado): * = 0.005; ** > 0.8; *** = 0.002

TABELA 6. Eventos adversos graves locais (SAEs).

SAEs locais	IRB DO VA	IRB afiliado	Total
Número total de protocolos de investigação em	1,991	1,503	3,558

seres humanos auditados			
Os EA locais determinados como graves, imprevistos e relacionados com investigação	35*	7	43
Resultou em hospitalização	9**	1	10
Resultou em morte	0	0	0

Valor de p (vs. IRB afiliado): * < 00005; ** > 0,05

SAEs locais

Dos 3.558 protocolos de investigação humana auditados, 43 EA locais foram considerados pelo IRB como graves, imprevistos e relacionados ou provavelmente relacionados com a investigação. Destes, 10 resultaram em hospitalização e nenhum resultou em morte (Tabela 6).

Os resultados semelhantes para as instalações que utilizam os seus próprios IRBs VA e para as que utilizam IRBs afiliados foram: 1.991 e 1.503 protocolos; 35 e 7, p < 0,0005; 9 e 1, p > 0,05, respetivamente.

QUADRO 7, Lapso na continuação das revisões anuais.

Lapse In Continuing or Annual Reviews	VA IRB	Affiliate IRB	Total
Total number of human research protocols requiring continuing reviews	1,659	1,234	2,942
Lapsed in IRB continuing reviews	135 (8.14%)*	68 (5.51%)	208 (7.07%)
Continued research activities during lapse	6 (0,36%)**	0 (0.00%)	6 (0.20%)

Valores de p (vs. IRB afiliado): *< 0.005; **> 0.05

QUADRO 8. Revisão das histórias de casos dos sujeitos.

Review of Subject Case History	VA IRB	Affiliate IRB	Total
Total number of case histories reviewed	13,642	9,272	23,657
No documentation that informed consent was obtained prior to initiation of study procedure	38 (0.28%)*	1 (0.01%)	39 (0.16%)
No documentation that inclusion criteria was met	191 (1.40%)*	35 (0.38%)	226 (0.96%)
No documentation that exclusion criteria was met	151 (1.11%)*	16(0.17%)	167 (0.71%)

- Valor de p (vs. IRB afiliado) <0,0001

QUADRO 9. Âmbito de atuação do pessoal de investigação.

Review of Research Personnel Scope of Practice	VA IRB	Affiliate IRB	Total
Total number of research personnel in human protocols audited	7,978	4,172	12,328
Without Scope of Practice (SOP)	201 (2.52%)*	91 (2.18%)	294 (2.38%)
Working outside SOP	7 (0,09%)*	2 (0.05%)	9 (0.07%)

*Valor P (vs. IRB afiliado) > 0,1

Lapso nas revisões contínuas

Os regulamentos federais e as políticas do VA exigem que os IRBs efectuem uma revisão contínua da investigação em seres humanos a intervalos adequados ao grau de risco, mas não menos do que uma vez por ano (Department of Health and Human Services, 1991; Department of Veterans Affairs, 2010a).

Dos 3.558 protocolos de investigação humana auditados, 2.942 protocolos exigiram revisões contínuas do CRI. Duzentos e oito protocolos (7,07%) caducaram nas revisões contínuas do CRI, e em 6 (0,20%) destes 208 protocolos, os investigadores continuaram as actividades de investigação durante o período de caducidade (Tabela 7).

Os resultados semelhantes para as instalações que utilizam os seus próprios IRBs VA e as que utilizam IRBs afiliados foram: 1.659 e 1.234 protocolos; 135 (8,14%) e 68 (5,51%), $p < 0,005$; e 6 (0,36%) e 0 (0%), $p > 0,05$, respetivamente.

Revisão das histórias de casos de pessoas afectadas

Como mostra a Tabela 8, um total de 23.657 histórias de casos de sujeitos de 3.558 protocolos humanos foi revisto durante este período. Das 23.657 histórias de casos auditadas, o consentimento informado de 39 (0,16%) sujeitos não foi obtido antes do início dos procedimentos do estudo; 226 (0,96%) casos não tinham documentação que verificasse o cumprimento dos critérios de inclusão e 167 (0,71%) casos não tinham documentação que verificasse o cumprimento dos critérios de exclusão.

Os resultados semelhantes para as instalações que utilizam os seus próprios IRBs VA e as que utilizam IRBs afiliados foram: 13.642 e 9.272 histórias de casos; 38 (0,28%) e 1 (0,01%); 191 (1,40%) e 35 (0,38%), e 151 (1,11%) e 16 (0,17%), respetivamente (valores de $p< 0,0001$).

Âmbito da prática do pessoal de investigação

As políticas do VA exigem que todo o pessoal de investigação tenha um âmbito de prática de investigação aprovado ou uma declaração funcional que defina os deveres que o indivíduo está qualificado e autorizado a desempenhar para fins de investigação (Department of Veterans Affairs, 20lOa).

Como se pode ver no Quadro 9, foi auditado um total de 12 328 investigadores que participaram em 3558 protocolos de investigação em seres humanos.

Destes, 294 (2,38%) não tinham um âmbito de prática de investigação aprovado; 9 (0,07%) tinham um âmbito de prática de investigação aprovado, mas estavam a trabalhar fora do seu âmbito de prática de investigação.

Os resultados semelhantes para as instalações que utilizam os seus próprios IRBs VA e as que utilizam IRBs afiliados foram: 7 978 e 4 172 pessoal de investigação; 201 (2,52%) e 91 (2,18%); e 7 (0,09%) e 2 (0,05%), respetivamente (valores de p > 0,1).

Requisitos de formação do pessoal de investigação

As políticas do VA exigem que todo o pessoal de investigação que participe em investigação em seres humanos tenha formação inicial e anual em princípios éticos e boas práticas clínicas aceites (Department of Veterans Affairs, 2010a).

QUADRO 10. Formação do pessoal de investigação.

Revisão do pessoal de investigação: Registos de formação	IRB DO VA	IRB afiliado	Total
Número total de pessoal de investigação em protocolos humanos auditados	7,978	4,172	12,328
Formação exigida não actualizada	302 (3.79%)*	139 (3.33%)	442 (3.59%)
Sem formação inicial	51 (0.64%)**	41 (0.98%)	92 (0.75%)
Falta de formação contínua	251 (3.15%)**	98 (2.35%)	350 (2.84%)

Valores de p {vs. afiliado IRB): * > 0.2; ** < 0.05

QUADRO 11. Investigação que envolve populações vulneráveis.

Investigação que requer a aprovação do CRADO	VA IRB*	IRB afiliado	Total
Número total de protocolos de investigação em seres humanos	1,991	1,503	3,558

auditados			
Número de protocolos de investigação internacionais	2	0	2
Sem aprovação do CRAOO	0	0	0
Número de pro tocolos que envolvem crianças	2	3	5
Sem aprovação do CRADO	1(50%)	2 (67%)	3 (60%)
Número de protocolos que envolvem reclusos	0	0	0

* Valor P (vs. IRB afiliado) > 0,1

O quadro 10 mostra que, dos 12 328 investigadores auditados, 442 (3,59%) não cumpriam os requisitos de formação em vigor, incluindo 92 (0,75%) sem a formação inicial exigida e 350 (2,84%) com lapsos na formação contínua exigida.

Os resultados semelhantes para os estabelecimentos que utilizam os seus próprios CRI do VA e os que utilizam CRI afiliados foram: 302 (3,79%) e 139 (3,33%), p > 0,2; 51 (0,64%) e 41 (0,98%), p < 0,05; e 251 (3,15%) e 98 (2,35%), p < 0,05, respetivamente.

Investigação que envolve populações vulneráveis

As políticas federais exigem que todos os indivíduos que participem em investigação em locais internacionais beneficiem de protecções adequadas que estejam de acordo com as concedidas aos sujeitos de investigação nos Estados Unidos, bem como as protecções consideradas adequadas pelas autoridades e costumes locais no local internacional (Department of Health and Human Services, 1991). As políticas da VA exigem que sejam obtidas autorizações do Diretor de Investigação e Desenvolvimento (CRADO) antes de se iniciar qualquer investigação internacional aprovada pela VA (Department of Veterans Affairs, 2010a).

As políticas federais requerem protecções adicionais quando a investigação envolve populações vulneráveis, tais como crianças e prisioneiros. As políticas do VA exigem que seja obtida autorização do CRADO antes de iniciar qualquer investigação que envolva crianças ou prisioneiros (ibid.).

Como se pode ver no Quadro 11, dos 3 558 protocolos de investigação em seres humanos auditados, havia dois estudos internacionais. Ambos foram realizados em instalações que utilizavam os seus próprios IRBs VA e tinham a necessária aprovação do CRADO. Não houve investigação que envolvesse prisioneiros.

Houve um total de cinco protocolos que envolviam crianças, três dos quais não tinham a necessária aprovação do CRADO. Os resultados semelhantes para as instalações que utilizam os seus próprios IRBs de VA e as que utilizam IRBs afiliados foram: 2 e 3 protocolos; 1 (50%) e 2 (67%), $p > 0,1$, respetivamente.

Discussão

Os dados apresentados neste relatório parecem ser semelhantes aos dados recolhidos no ano anterior, entre 1 de junho de 2009 e 30 de maio de 2010 (Tsan, Nguyen, & Brooks, 2013), o que sugere que as ferramentas de auditoria utilizadas eram fiáveis, produzindo dados consistentes. Uma vez que um dos principais objectivos da recolha destes dados de indicadores de qualidade é a melhoria da qualidade, é gratificante constatar que algumas instalações da VA estão a começar a utilizar estes dados para implementar medidas destinadas a melhorar os seus PPGR. Seria importante continuar a monitorizar estes dados de QI para ver se há melhorias nos próximos anos.

O objetivo deste relatório é comparar os dados do indicador de qualidade do PPPH entre as instalações que utilizam os seus próprios CRI da VA e as instalações que utilizam CRI de universidades afiliadas. Uma vez que a VA impõe requisitos adicionais para além dos regulamentos federais que regem a investigação em seres humanos, foi levantada a questão de saber se as instalações que utilizam os seus próprios CRI da VA e as instalações que utilizam os CRI das universidades afiliadas têm um desempenho diferente. A resposta a esta questão pode ter implicações políticas significativas para a VA.

Como se pode ver nas Tabelas 1 e 2, a dimensão dos programas de investigação em seres humanos, medida pelo número de protocolos de investigação em seres humanos activos nas instalações que utilizam os seus próprios CRI do VA e nas instalações que utilizam CRI afiliados, parece ser semelhante. Da mesma forma, os números médios de CIDs, autorizações HIPAA e protocolos auditados por estabelecimento também eram semelhantes.

Neste estudo, foi medido um total de 25 indicadores de desempenho diferentes; 13 não demonstraram diferenças estatisticamente significativas entre as instalações que utilizam os seus próprios CRI de VA e as instalações que utilizam CRI afiliados, enquanto 12 demonstraram diferenças estatisticamente significativas. Entre as 12 métricas de desempenho com diferenças estatisticamente significativas, as instalações que utilizam os seus próprios CRI de VA tiveram um melhor desempenho em quatro métricas, enquanto as instalações que utilizam CRI afiliados tiveram um melhor desempenho em oito métricas. No entanto, como os tamanhos das amostras eram grandes, uma diferença observada bastante pequena poderia ser estatisticamente significativa, mas sem significado ou relevância prática. Por conseguinte, utilizámos ainda os riscos relativos e as diferenças absolutas para avaliar a importância e a relevância dos efeitos observados.

As instalações que utilizam os seus próprios CRI do VA tinham 30% mais probabilidades de utilizar os CDI incorrectos do que as que utilizam CRI afiliados (ver Quadro 1, 1,63%/1,25% = 1,304). A diferença absoluta (DA) foi de 4 CDIs por 1.000 (ou seja, 0,4%) auditados (16,3 CDIs para CRIs VA vs. 12,4 CDIs para CRIs afiliados).

As instalações que utilizam IRB afiliados tinham duas vezes mais probabilidades de ter CDIs não assinados ou datados pelos sujeitos do estudo do que as que utilizam os seus próprios IRB VA. O AD foi de 2 CDIs por 1.000 (0,2%) auditados.

As instalações que utilizam IRB afiliados tinham três vezes mais probabilidades de não obter autorizações HIPAA do que as que utilizam os seus próprios IRB VA. A AD foi de 16 autorizações HIPAAA por 1.000 (1,6%) auditadas.

As instalações que utilizam os seus próprios VA IRBs tinham três vezes mais probabilidades de suspender protocolos do que as que utilizam IRBs afiliados (AD: 11 protocolos suspensos por 1.000 [1,1%] auditados) e seis vezes mais probabilidades de suspender protocolos devido a preocupações dos investigadores (AD: 10 protocolos suspensos terminados por 1.000 [1,0%] auditados).

As instalações que utilizam os seus próprios IRB do VA registaram quatro vezes mais SAEs relacionados com a investigação do que as que utilizam IRB afiliados. O AD foi de 13 SAEs por 1.000 protocolos (1,3%) auditados.

As instalações que utilizam os seus próprios CRI do VA tinham 30% mais probabilidades do que as que utilizam CRI afiliados de ter protocolos que caducaram nas revisões contínuas. O AD foi de 26 protocolos caducados por cada 1.000 protocolos (2,6%) auditados.

As instalações que utilizam os seus próprios VA IRBs tinham 28 vezes mais probabilidades do que as que utilizam IRBs afiliados de não documentar que os CDIs foram obtidos antes do início da investigação. O AD foi de 27 protocolos por 1.000 (2,7%) auditados.

As instalações que utilizavam os seus próprios CRI de VA tinham 3,5 vezes mais probabilidades de não documentar o cumprimento dos critérios de inclusão (AD: 10 histórias de casos de sujeitos por 1.000 [1,0%] auditadas); e 6,5 vezes mais probabilidades de não documentar o cumprimento dos critérios de exclusão do que as que utilizavam CRI afiliados (AD: 10 histórias de casos de sujeitos por 1.000 [1,0%] auditadas). As instalações que utilizavam os seus próprios CRI do VA e as que utilizavam CRI afiliados tinham a mesma proporção de pessoal de investigação que não possuía a formação exigida.

No entanto, os estabelecimentos que utilizam CRI afiliados tinham 30% mais probabilidades de ter pessoal de investigação sem formação inicial em investigação (AD: 3 investigadores por 1.000 [0,3%] auditados), ao passo que os estabelecimentos que utilizam os seus próprios CRI VA tinham 30% mais probabilidades de ter pessoal de investigação que não cumpriu os requisitos de formação contínua (AD: 8 investigadores por 1.000 [0,8%] auditados).

Foi demonstrado que a utilização do risco relativo tende a exagerar o efeito, particularmente quando as diferenças observadas são pequenas, como no nosso caso (Covey, 2007). Como a diferença absoluta é pequena (0,2-2,7%) em todos os casos, acreditamos que as diferenças observadas acima têm pouco ou nenhum valor prático.

Gostaríamos de sublinhar que o que estávamos a medir aqui era a qualidade dos PPAR dos centros de investigação da VA que utilizam os seus próprios IRB da VA e os que utilizam IRB de universidades afiliadas, utilizando os QIs do PPAR que desenvolvemos anteriormente (Tsan, Smith, & Gao, 2010). Não estávamos a medir a qualidade dos CRI do VA ou dos CRI das universidades afiliadas, nem a qualidade das revisões dos CRI pelos CRI do VA e pelos CRI das universidades afiliadas. Por conseguinte, não se deve inferir destes dados a qualidade dos CRI de VA versus os CRI de universidades afiliadas, nem a qualidade das revisões dos CRI pelos CRI de VA ou pelos CRI afiliados.

Conclusão

Com base na análise anterior, consideramos que os estabelecimentos que utilizam os seus próprios CRI do VA e os que utilizam CRI de universidades afiliadas tiveram um bom desempenho em todos os indicadores de qualidade avaliados. Foram observadas pequenas diferenças nalguns indicadores de qualidade entre os estabelecimentos que utilizam os seus próprios CRI de VA e os que utilizam CRI afiliados. No entanto, estas diferenças não tinham provavelmente qualquer significado prático. Assim, concluímos que é aceitável que as instalações do VA utilizem os seus próprios CRI do VA ou os CRI das universidades afiliadas como CRI de registo.

Agradecimentos

Os autores gostariam de agradecer a J. Thomas Puglisi, Ph.D., Chief Officer, Office of Research Oversight, pelo seu apoio a este projeto, e a todos os VA Research Compliance Officers pelos seus contributos na realização das auditorias e na recolha dos dados apresentados neste relatório. Os pontos de vista apresentados neste relatório são da responsabilidade dos autores e não representam necessariamente os pontos de vista do Department of Veterans Affairs.

Nota do autor

Endereçar a correspondência para: Min-Fu Tsan, Office of Research Oversight (ORO), 810 Vermont Ave. N.W., Washington, DC 20240. Telefone: 202-632-7678; E-MAIL: .minfu.tsan2@va.gov

Esboços biográficos dos autores

Min-Fu Tsan é diretor-adjunto do Gabinete de Supervisão da Investigação do VA. Foi responsável pela análise dos dados dos indicadores de qualidade e pela preparação do manuscrito.

Yen Nguyen é uma Farmacêutica de Investigação do Gabinete de Supervisão da Investigação do VA. Foi responsável pela recolha dos dados dos indicadores de qualidade e participou na análise e preparação do manuscrito.

Robert Brooks é Diretor Associado para a Educação e Política de Conformidade da Investigação do Gabinete de Supervisão da Investigação do VA. Participou na recolha e análise dos dados dos indicadores de qualidade e na preparação do manuscrito.

Referências

Covey, J. (2007). A meta-analysis of the effects of presenting treatment benefits in different formats (Uma meta-análise dos efeitos da apresentação dos benefícios do tratamento em diferentes formatos). *Medical Decision Making,* 27(5), 638-654.

Departamento de Saúde e Serviços Humanos. (1991). *Política federal para a proteção dos sujeitos humanos.* 45 Código de Regulamentos Federais (C.F.R.) 46.

Departamento de Assuntos dos Veteranos. (2007). *Garantia de proteção dos sujeitos humanos na investigação.* VHA Handbook 1058.03, http://wwwl.va.gov/vhapublications/.

Departamento de Assuntos dos Veteranos. (2009). *Comité de Investigação e Desenvolvimento.* VHA Handbook 1200.01, http://w wwl.va. gov/vhapublications/.

Departamento de Assuntos dos Veteranos. (2010a). *Requisitos para a proteção dos sujeitos humanos na investigação.* VHA Handbook

1200.05, http://wwwl.va.gov/vhapublications/.

Departamento de Assuntos dos Veteranos. (2010b). *Relatório de conformidade da investigação ing requirements.* VHA Handbook 1058.01, http:// wwwl.va.gov/vhapublications/.

Instituto de Medicina. (2001). *Preservar a confiança do público: Acreditação e programas de proteção dos participantes na investigação em seres humanos.* Washington, DC: National Academies Press.

Matthews, D. E., & Farewell, V. T. (1988). *Using and understanding medical statistics,* 2nd ed. Basel, Switzerland: S. Karger AG.

Tsan, M. F., Nguyen, Y., & Brooks, R. (2013). Utilização de indicadores de qualidade para avaliar os programas de proteção da investigação em seres humanos no Departamento de Assuntos dos Veteranos. *IRB: Ética e Investigação em Seres Humanos,* 35(1), 10-14.

Tsan, M. F., & Puglisi, J. T. (no prelo). Actividades de operações de cuidados de saúde que podem constituir investigação: A perspetiva do Departamento de Assuntos dos Veteranos. *IRB: Ética e Investigação em Seres Humanos.*

Tsan, M. F., Smith, K., & Gao, B. (2010). Avaliação da qualidade dos programas de proteção da investigação em seres humanos: The experience at the Department of Veterans Affairs. *IRB; Ethics & Human Research,* 32(4), 16-19.

Capítulo 5

Programas de proteção da investigação em seres humanos no Departamento de Assuntos dos Veteranos: Indicadores de qualidade e dimensão do programa [4]

por

Yen Nguyen, Robert Brooks e Min-Fu Tsan

Anteriormente, apresentámos um relatório sobre um conjunto de indicadores que foram desenvolvidos pelo Gabinete de Supervisão da Investigação do Departamento dos Assuntos dos Veteranos (VA) para avaliar a qualidade dos programas de proteção da investigação em seres humanos do VA (HRPPs).[1] Utilizando estes indicadores de qualidade, recolhemos dados para avaliar a qualidade e o desempenho dos HRPPs do VA.[2] Recentemente, comparámos os resultados das medidas de qualidade dos PPPHs da VA entre as instalações que utilizavam os seus próprios conselhos de revisão institucional (IRBs) da VA e as que utilizavam os IRBs das suas universidades afiliadas, e concluímos que as instalações pareciam ter um desempenho igualmente bom.[3] Aqui, relatamos os resultados dos dados dos indicadores de qualidade dos PPPHs da VA, comparando instalações com programas de investigação em humanos de diferentes dimensões.

Indicadores de qualidade e dimensão dos PPH

O VA Health Care System é o maior sistema integrado de cuidados

[4] Nguyen Y, Brooks R, Tsan MF. Programas de proteção da investigação em seres humanos no Departamento de Assuntos dos Veteranos: Quality indicators and program size. *IRB: Ética e Pesquisa em Seres Humanos,* 36(4): 16-20, 2014. Direitos de autor ©2014 the Hastings Center. Reproduzido com a permissão do Hastings Center e dos co-autores.

de saúde do país. Em 2011, existiam 107 instalações do VA que realizavam investigação envolvendo seres humanos. Para além dos regulamentos federais que regem a investigação com seres humanos,[4] os investigadores do Sistema de Cuidados de Saúde do VA também têm de cumprir os requisitos estabelecidos pelo VA. Por exemplo, no sistema de cuidados de saúde do VA, o IRB é um subcomité do Comité de Investigação e Desenvolvimento (R&DC). O R&DC é um comité encarregado de supervisionar todas as actividades de investigação e desenvolvimento (I&D) nas instalações e é responsável por manter elevados padrões em todo o programa de I&D. A investigação que envolva seres humanos não pode ser iniciada enquanto não for aprovada pelo IRB e pelo R&DC.[5] Todos os investigadores do VA têm de ter âmbitos de prática aprovados para a investigação e formação completa em princípios éticos e boas práticas clínicas aceites. Para além disso, todas as instalações da VA que realizam investigação em seres humanos devem ter os seus HRPPs acreditados por uma organização de acreditação externa sob contrato com a VA.[6]

Como parte do programa de garantia de qualidade do VA HRPP , cada centro de investigação do VA foi obrigado a efetuar auditorias anuais a todos os documentos de consentimento e auditorias regulamentares a todos os protocolos de investigação em seres humanos de três em três anos. Foram desenvolvidas ferramentas de auditoria para o documento de consentimento anual e para as auditorias regulamentares trienais dos protocolos.[8] As auditorias regulamentares dos protocolos foram limitadas a uma análise retrospetiva de três anos dos protocolos. Os responsáveis pela conformidade da investigação em cada instalação receberam então formação para utilizar estas ferramentas na realização de auditorias ao longo do ano.

Os resultados das auditorias dos documentos de consentimento e das auditorias regulamentares dos protocolos realizadas entre 1 de junho de 2010 e 31 de maio de 2011 foram recolhidos através de um sistema baseado na Internet em todas as 107 instalações de investigação da VA.

As informações recolhidas incluem

- conformidade com os documentos de consentimento e com os requisitos de autorização da Lei de Portabilidade e Responsabilidade dos Seguros de Saúde (HIPAA),

- cumprimento dos requisitos para a aprovação inicial de protocolos de investigação em seres humanos pelo IRB e pelo R&DC,

- cumprimento dos requisitos de consentimento selecionados,

- suspensão ou rescisão por justa causa de protocolos de investigação em seres humanos,

- acontecimentos adversos graves relacionados com a investigação (SAEs),

- cumprimento dos requisitos de revisão contínua,

- inscrição dos participantes de acordo com os critérios de inclusão e exclusão,

- âmbitos de prática do pessoal de investigação e formação em matéria de proteção da investigação em seres humanos para os investigadores.

Como se tratava de um projeto de garantia de qualidade da VA e não foi recolhida qualquer informação individualmente identificável, não foi necessária a revisão e aprovação do IRB do projeto.[9] Todos os dados recolhidos foram introduzidos numa base de dados informatizada para análise. Quando necessário, os estabelecimentos foram contactados para verificar a exatidão e a uniformidade dos dados comunicados. O teste do qui-quadrado foi utilizado para determinar as diferenças entre três grupos (utilizando tabelas de contingência 2 por 3). Uma diferença foi considerada significativa quando $p < 0,05$.[10]

Tamanhos dos programas de pesquisa em humanos das instalações de VA. Com base no número de protocolos de pesquisa em humanos ativos, categorizamos as instalações de pesquisa VA em três grupos: programas de pesquisa pequenos, médios e grandes. Trinta e oito instalações tinham uma média de 18,4 protocolos de pesquisa em humanos (faixa: 1-47) e foram designadas como instalações com programas de pesquisa em humanos pequenos (ou seja, < 50 protocolos de pesquisa em humanos ativos); 39 instalações tinham uma média de 121,9 protocolos (faixa: 51-199) e foram designadas como instalações com programas de pesquisa em humanos médios (ou seja, 50-200); e 30 estabelecimentos tinham uma média de 365,5 protocolos (variação: 206-790) e foram designados como estabelecimentos com grandes (ou seja, > 200) programas de pesquisa com seres humanos (Tabela 1).

Quadro 1. Categorias de instalações de acordo com o número de protocolos de investigação em seres humanos activos

Programa de investigação em seres humanos da Facility	Tamanho pequeno (< 50)	Tamanho médio (50-200)	Grande dimensão (>200)	Total
Número de instalações	38	39	30	107
Número total de protocolos	700	4,756	10,965	16,421
Média (intervalo)	18.4 (1-47)	121.9 (51-199)	365.5 (206-790)	153.5 (1-790)

Tabela 2. Conselho de Revisão Institucional (IRB) de registo

IRB de registo	Tamanho pequeno (< 50)	Tamanho médio (50-200)	Grande dimensão (>200)	Total
IRB próprio do VA	8	27	17	52
Outro IRB do VA	18	1	0	19
IRB afiliado	12	11	13	36
Total	38	39	30	107

Cinquenta e duas destas instalações tinham os seus próprios CRI do VA, 36 instalações utilizaram os CRI de universidades afiliadas como CRI de registo e 19 instalações utilizaram os CRI de outras instalações como CRI de registo (Quadro 2).

A maioria das instalações com pequenos programas de investigação utilizou outros IRBs de VA (18% ou 47%) ou IRBs afiliados (12% ou 31%) como IRBs de registo; apenas oito instalações (21%) tinham os seus próprios IRBs de VA. Em contrapartida, a maioria das instalações com programas de investigação de média e grande dimensão tinha os seus próprios CRI do VA (ou seja, 69% e 57%, respetivamente).

Documento de consentimento e autorização HIPAA. As políticas do VA exigem que o consentimento seja obtido dos participantes na investigação utilizando o documento de consentimento aprovado pelo IRB mais recente. Além disso, o documento de consentimento deve ser assinado e datado pelo participante. A partir de 31 de março de 2011, o VA exige que a autorização HIPAA para utilização e divulgação de informações de saúde protegidas seja obtida através de um documento autónomo, em vez de ser combinada com o formulário de consentimento.[11]

A Tabela 3 apresenta os resultados das auditorias aos documentos de consentimento e aos formulários de autorização HIPAA. Houve diferenças significativas entre os três grupos na taxa de utilização de documentos de consentimento incorrectos, na taxa de documentos de consentimento não assinados e datados pelos participantes na investigação e na taxa de não obtenção das autorizações HIPAA necessárias. As instalações com grandes programas de investigação (1,51%) parecem ter uma taxa mais elevada de documentos de consentimento incorrectos do que as instalações com programas de investigação pequenos (0,74%) e médios (1,43%) ($p < 0,005$). Os centros com programas de investigação pequenos (0,50%) parecem ter uma taxa mais elevada de documentos de consentimento não assinados e datados pelos participantes do que os centros com programas de investigação médios (0,2 0%) e grandes (0,30%) ($p < 0,005$). Da mesma forma, os centros com grandes programas de pesquisa (1,57%) parecem ter uma taxa mais alta de falha na obtenção das autorizações HIPAA necessárias do que os centros com programas de pesquisa pequenos (0,98%) e médios (1,12%) ($p < 0,00001$).

Aprovação de protocolos pelo IRB e pelo R&DC. As políticas da VA exigem que todos os protocolos de investigação em seres humanos sejam revistos e aprovados primeiro pelo IRB e depois pelo R&DC. Nenhuma atividade de investigação em seres humanos pode ser iniciada pela VA antes da aprovação do IRB e do R&DC.[12]

A Tabela 4 mostra os resultados da aprovação inicial do protocolo pelo R&DC e pelo IRB. O número e a taxa de protocolos não aprovados pelo R&DC e/ou IRB antes do início do estudo foram muito pequenos, e não houve diferença significativa entre as instalações com programas de investigação de pequena, média e grande dimensão.

Tabela 3. Documento de consentimento informado (DCI) e autorização da Health Insurance Portability and Accountability Action (HIPAA)

Auditorias de autorização ICD e HIPAA	Pequeno programa	Programa Médio	Grande programa	Total
Número total de CDIs auditados	2,576	25,249	73,007	100,832
- Utilização de CDIs incorrectos	19 (0.74%)*	360 (1.43%)	1,099 (1.51%)	1,078 (1.47%)
- Não assinado e datado pelos sujeitos	13 (0.50%)*	50 (0.20%)	221 (0.30%)	284 (0.28%)
Número total de autorizações HIPAA necessárias	2,234	24,666	69,016	95,916
- Número de autorizações HIPAA necessárias não obtidas	22 (0.98%)**	277 (1.12%)	1,084 (1.57%)	1,383 (1.44%)

Valores de p (pequeno vs. médio vs. grande) * < 0,005; ** <0,00001

Suspensão ou rescisão por justa causa. A Tabela 5 mostra o número e a taxa de protocolos auditados que foram suspensos ou terminados por justa causa durante o período entre 1 de junho de 2010 e 31 de maio de 2011. As instalações com programas de investigação pequenos parecem ter uma taxa mais elevada de suspensão ou cessação de protocolos por justa causa (3,17%) do que as instalações com programas de investigação médios (0,97%) ou grandes (1,38%) (p < 0,05). No entanto, não houve diferença significativa nas taxas de suspensão de protocolo devido a preocupações com a proteção do sujeito humano ou devido a preocupações relacionadas com o investigador entre as instalações com programas de investigação pequenos, médios e grandes.

Tabela 4. Aprovação do protocolo pelo Conselho de Revisão Institucional (IRB) e pelo Comité de Investigação e Desenvolvimento (R&DC)

Aprovação do protocolo IRB e R&DC	Pequeno programa	Programa Médio	Grande programa	Total
Número total de protocolos de investigação em seres humanos auditados	189	1,337	2,032	3,558

- Realizada e concluída sem a aprovação do IRB	0 (0.00%)	0 (0.00%)	2 (0.10%)	2 (0.06%)
- Realizada e concluída sem a aprovação da R&DC	0 (0.00%)	1 (0.07%)	4 (0.20%)	5 (0.14%)
- Iniciado antes da aprovação do IRB	0 (0.00%)	0 (0.00%)	2 (0.10%)	2 (0.06%)
- Iniciado antes da aprovação do R&DC	0 (0.00%)	1 (0.07%)	7 (0.34%)	8 (0.22%)

Quadro 5. Suspensão ou rescisão de protocolos por justa causa

Suspensão ou rescisão de protocolos por justa causa	Pequeno programa	Programa Médio	Grande programa	Total
Número total de protocolos de investigação em seres humanos auditados	189	1,337	2,032	3,558
Protocolos suspensos/terminados	6 (3.17%)*	13 (0.97%)	28 (1.38%)	47 (1.32%)
- Devido a preocupações com o ser humano	2 (1.06)	5 (0.37%)	9 (0.44%)	16 (0.45%)
- Devido a preocupações relacionadas com o investigador	4 (2.12%)	8 (0.60%)	19 (0.94%)	31 (0.87%)

*Valor de P (pequeno vs. médio vs. grande): < 0.05

SAEs locais. A Tabela 6 mostra o número de protocolos auditados e o número de EAS locais determinados pelo IRB como sendo graves, imprevistos e relacionados ou provavelmente relacionados com a investigação ou que resultaram em hospitalização ou morte em instalações com pequenos I, médios e grandes programas de investigação. Não houve diferença significativa entre os três grupos.

Lapso nas revisões contínuas. Os regulamentos federais e as políticas da VA exigem que os IRBs conduzam uma revisão contínua da investigação em seres humanos a intervalos apropriados ao grau de risco, mas não menos do que uma vez por ano.[13] A Tabela 7 mostra o número e a taxa de lapsos nas revisões contínuas do IRB e o número e a taxa de protocolos com actividades de investigação contínuas durante os lapsos. As instalações com grandes programas de pesquisa (8,59%) parecem ter uma taxa mais alta de lapsos nas revisões contínuas exigidas pelo CRI do que as instalações com programas de pesquisa pequenos (3,18%) e médios (5,52%) (p < 0,005). Entre os três grupos, não houve diferença significativa na taxa de protocolos com atividades de pesquisa continuadas durante os lapsos.

Tabela 6. Eventos adversos graves locais (SAEs)

SAEs locais	Pequeno programa	Programa Médio	Grande programa	Total
Número total de protocolos de investigação em seres humanos auditados	189	1,337	2,032	3,558
EAs locais considerados graves, imprevistos e relacionados com a investigação	3	12	28	43
- Resultou em hospitalização	1	1	10	10
- Resultou em morte	0	0	0	0

Quadro 7. Interrupção dos reexames contínuos ou anuais

Lapso nas revisões contínuas ou anuais	Pequeno programa	Programa Médio	Grande programa	Total
Número total de protocolos de investigação em seres humanos que exigem revisões contínuas	157	1,178	1,607	2,942
- Caducado nas revisões contínuas do IRB	5 (3.18%)*	65 (5.52%)	138 (8.59%)	208 (7.07%)
- Continuação das actividades de investigação durante o período de vigência	0 (0.00%)	5 (0.42%)	1 (0.06%)	6 (0.20%)

*Valor de P (pequeno vs. médio vs. grande): * = 0.001

Revisão dos Históricos dos Casos dos Participantes. A Tabela 8 resume os resultados das auditorias dos históricos dos casos dos participantes. Um total de 1.705 histórias de casos de participantes de 189 protocolos auditados foram revisadas em instalações com programas de pesquisa pequenos. Números comparáveis para as instalações com programas de investigação médios e grandes foram 9.958 (de 1.337 protocolos) e 11.994 (de 2.032 protocolos), respetivamente. As instalações com programas de investigação médios (0,26%) parecem ter mais histórias de casos sem documentação de que o consentimento foi obtido antes do início dos procedimentos do estudo do que as instalações com programas de investigação pequenos (0,00%) e grandes (0,11%) ($p < 0,005$). Os estabelecimentos com programas de investigação pequenos parecem ter uma taxa mais elevada de histórias de casos sem documentação de que os critérios de inclusão (1,29%) ou exclusão (1,35%) foram cumpridos do que os estabelecimentos com programas de investigação médios (0,75% e 0,65%, respetivamente) e grandes (1,08% e 0,66%, respetivamente) ($p < 0,05$).

Âmbito da prática do pessoal de investigação. As políticas do VA exigem que todo o pessoal de investigação tenha um âmbito de prática de investigação aprovado ou uma declaração funcional que defina as funções para as quais o indivíduo está qualificado e autorizado a desempenhar no contexto da investigação.[14] Nas instalações com programas de investigação pequenos, foram auditados os registos de 550 membros do pessoal de investigação; nas instalações com programas de investigação médios, foram auditados 4.691 registos de pessoal de investigação; e nas instalações com programas de investigação grandes, foram auditados 7.087 registos (Tabela 9). Os estabelecimentos com grandes programas de investigação (2,93%) pareciam ter uma taxa mais elevada de pessoal de investigação sem âmbitos de prática aprovados do que os estabelecimentos com programas de investigação pequenos (2,73%) e médios (1,53%). No entanto, entre os estabelecimentos com programas de investigação pequenos, médios e grandes, não houve diferença significativa nas taxas de pessoal de investigação com âmbitos de prática aprovados, mas que estavam a trabalhar fora dos seus âmbitos aprovados.

Requisitos de formação do pessoal de investigação. As políticas da VA requerem que todo o pessoal de investigação que participe em n subjec cts rese arch c omplete formação inicial I e anual em princípios éticos e boas práticas clínicas aceites.[15] A Tabela 10 mostra os resultados dos requisitos de formação do pessoal de investigação. As instalações com grandes programas de investigação (4,73%) pareciam ter uma taxa mais elevada de pessoal de investigação que não mantinha os seus requisitos de formação actuais do que as instalações com programas de investigação pequenos (2,18%) e médios (2,03%) ($p < 0,00001$). As instalações com programas de investigação médios (0,96%) parecem ter uma taxa mais elevada de pessoal de investigação sem a formação inicial exigida do que as instalações com programas de investigação pequenos (0,18%) ou grandes (0,65%) ($p < 0,05$). Os estabelecimentos com grandes programas de investigação (4,08%) parecem ter uma taxa mais elevada de pessoal de investigação que não recebeu formação contínua do que os programas de investigação pequenos (2,00%) e médios (1,07%) ($p < 0,00001$).

Tabela 8. Revisão das histórias de casos dos sujeitos

Revisão do historial do sujeito	Pequeno programa	Programa Médio	Grande programa	Total
Número total de protocolos controlados	189	1,337	2,032	3,558
Número total de histórias de casos analisadas	1,705	9,958	11,994	23,657
- Não há documentação que comprove que o consentimento informado foi obtido antes do início dos procedimentos do estudo	0 (0.00%)*	26 (0.26%)	13 (0.11%)	39 (0.16%)
- Não há documentação que comprove que os critérios de inclusão foram cumpridos	22 (1.29%)**	75 (0.75%)	129 (1.08%)	226 (0.96%)
- Não há documentação que comprove o cumprimento dos critérios de exclusão	23 (1.35%)*	65 (0.65%)	79 (0.66%)	167 (0.71%)

Valores de p (pequeno vs. médio vs. grande) * < 0,005; ** <0,05

Tabela 9. Âmbito da prática do pessoal de investigação

Revisão do pessoal de investigação: Âmbitos da prática	Pequeno programa	Programa Médio	Grande programa	Total
Número total de registos do pessoal de investigação em protocolos humanos auditados	550	4,691	7,087	12,328
- Sem âmbito da prática e (SOP)	15 (2.73%)*	72 (1.53%)	207 (2.92%)	294 (2.38%)
- Trabalhar fora do SOP	0 (0.00%)	3 (0.06%)	6 (0.08%)	9 (0.07%)

*Valor p (pequeno vs. médio vs. grande) < 0,0001

Tabela 10. Formação do pessoal de investigação

Revisão do pessoal de investigação: Registos de formação	Pequeno programa	Programa Médio	Grande programa	Total
Número total de pessoal de investigação em protocolos humanos auditados	550	4,691	7,087	12,328
- Formação exigida não actualizada	12 (2.18%)*	95 (2.03%)	335 (4.73%)	442 (3.59%)
- Sem formação inicial	1 (0.18%)**	45 (0.96%)	46 (0.65%)	92 (0.75%)
- Falta de formação contínua	11 (2.00%)*	50 (1.07%)	289 (4.08%)	350 (2.84%)

*valores p (pequeno vs. médio vs. grande): * < 0.00001; ** < 0.05

Discussão

Um dos principais objectivos da recolha de dados sobre indicadores de qualidade é a melhoria da qualidade. Fornecer às unidades os seus próprios dados e as médias nacionais pode ajudar as unidades a identificar as vulnerabilidades do programa e a tomar decisões de gestão sobre as áreas onde são mais necessárias melhorias. Desde que a VA começou a recolher dados sobre os indicadores de qualidade do PPPH em 2009, alguns estabelecimentos já utilizaram esta informação para implementar medidas destinadas a melhorar os seus PPPH. Será importante continuar a monitorizar estes dados para ver se há melhorias nos próximos anos.

Os dados do indicador de qualidade também nos dão a oportunidade de responder a uma série de questões sistémicas importantes. Por exemplo, tem havido preocupações sobre se é apropriado que as instalações da VA utilizem os IRBs das universidades afiliadas como seus IRBs de registo, uma vez que a VA impõe requisitos adicionais para além dos dos regulamentos federais que regem a investigação em seres humanos.[16] Será que as instalações que utilizam os IRBs afiliados têm um desempenho diferente das instalações que utilizam os seus próprios IRBs da VA? Da mesma forma, existem preocupações de que as instalações com pequenos programas de investigação possam não ter recursos suficientes para apoiar um PPPH vigoroso. Os centros com pequenos programas de investigação têm um desempenho diferente dos centros com programas de investigação de média e grande dimensão? Num estudo anterior, comparámos os dados dos indicadores de qualidade do PPPH entre as instalações que utilizam os seus próprios IRBs VA e as instalações que utilizam IRBs de universidades afiliadas.[17] Observámos que, de um total de 25 métricas de desempenho, 13 não demonstraram diferenças estatisticamente significativas, enquanto 12 atingiram diferenças estatisticamente significativas.

Entre os 12 com diferenças estatisticamente significativas, os estabelecimentos que utilizam os seus próprios CRI do VA tiveram um melhor desempenho em 4 destes indicadores, enquanto os estabelecimentos que utilizam CRI afiliados tiveram um melhor desempenho em 8. No entanto, a diferença absoluta foi pequena (0,2 - 2,7%) em todos os casos, sugerindo que não tinham significado prático. Concluímos que era aceitável que as instalações utilizassem os seus próprios CRI do VA ou CRI de universidades afiliadas como CRI de registo.

O foco do presente estudo foi comparar os dados do indicador de qualidade do PPPH de instalações com programas de investigação pequenos (< 50 protocolos de investigação em humanos activos), médios (50-200) e grandes (> 200). Embora esta categorização da dimensão dos PPPHs tenha sido arbitrária, os estabelecimentos que utilizaram os CRIs das universidades afiliadas como os seus CRIs de registo distribuíram-se uniformemente pelos três grupos: 12 para pequenos, 11 para médios e 13 para grandes programas de investigação.

Analisámos um total de 23 indicadores de desempenho (Tabelas 3-10). A dimensão dos programas de investigação não teve efeitos estatisticamente significativos em 11 métricas, enquanto houve diferenças significativas em 12 dessas 23 métricas de desempenho. Entre as 12 métricas com efeitos significativos da dimensão do programa de investigação, observámos o seguinte:

- As instalações com programas de investigação de pequena dimensão tiveram o melhor desempenho em cinco métricas: documentos de consentimento incorrectos, autorizações HIPAA em falta, revisões do IRB em curso caducadas, ausência de documentação de que o consentimento foi obtido antes do início dos procedimentos do estudo e pessoal de investigação sem formação inicial. No entanto, as pequenas instalações de investigação também tiveram o pior desempenho em quatro métricas: documentos de consentimento não assinados e datados pelos sujeitos, número de protocolos suspensos ou terminados, ausência de documentação sobre o cumprimento dos critérios de inclusão e ausência de documentação sobre o cumprimento dos critérios de exclusão.

- As instalações com programas de investigação de média dimensão tiveram o melhor desempenho em sete métricas: documentos de consentimento não assinados e datados pelos participantes, número de protocolos suspensos ou terminados, ausência de documentação sobre o cumprimento dos critérios de inclusão, ausência de documentação sobre o cumprimento dos critérios de exclusão, pessoal de investigação sem âmbito de atuação, pessoal de investigação com formação exigida não actualizada e pessoal de investigação com formação contínua em atraso. No entanto, as instalações de investigação de média dimensão também tiveram o pior desempenho em duas métricas - ausência de documentação sobre a obtenção do consentimento antes do início dos procedimentos do estudo e pessoal de investigação sem formação inicial completa.

- As instalações com grandes programas de investigação tiveram o melhor desempenho em nenhum e o pior em seis métricas: documentos de consentimento incorrectos utilizados, autorizações HIPAA em falta, lapsos na revisão contínua do IRB, pessoal de investigação sem âmbitos de prática, formação exigida ao pessoal de investigação não actualizada e pessoal de investigação com formação contínua em falta.

Com base nas observações anteriores, parece que as instalações com grandes programas de investigação não tiveram um desempenho tão bom como as instalações com programas de investigação pequenos e médios numa série de indicadores de desempenho. As razões exactas para estes resultados não são claras; podem estar relacionadas com a dimensão e a complexidade dos programas de investigação e com os recursos disponíveis para gerir esses programas de investigação. No entanto, acreditamos que identificámos áreas que podem ser melhoradas em termos de qualidade por estas instalações.

Yen Nguyen, PharmD, é diretor associado adjunto do Programa de Educação para a Conformidade da Investigação, Gabinete de

Supervisão da Investigação, Departamento de Assuntos dos Veteranos, Washington, DC; **Robert Brooks, MD, PhD,** é diretor associado do Programa de Educação para a Conformidade da Investigação, Gabinete de Supervisão da Investigação, Departamento de Assuntos dos Veteranos, Washington, DC; **Min-Fu Tsan, MD, PhD,** é diretor adjunto do Gabinete de Supervisão da Investigação, Departamento de Assuntos dos Veteranos, Washington, DC.

Declaração de exoneração de responsabilidade

Os pontos de vista apresentados neste relatório são da responsabilidade dos autores e não representam necessariamente os pontos de vista do Departamento dos Assuntos dos Veteranos.

Agradecimentos

Os autores gostariam de agradecer a J. Thomas Puglisi, PhD, Chief Officer, Office of Research Oversight, pelo seu apoio a este projeto e a todos os responsáveis pela conformidade da investigação do VA pelos seus contributos na realização das auditorias e na recolha dos dados apresentados neste relatório.

Referências

1. Tsan MF, Smith K, Gao B. Assessing the quality of human research protection programs: The experience at the Department of Veterans Affairs. *IRB: Ética e Investigação em Seres Humanos* 2010;32(4):16-19.

2. Tsan MF, Nguyen Y, Brooks R. Avaliar a qualidade dos programas de proteção da investigação em seres humanos do VA. *IRB: Ética e Investigação em Seres Humanos* 2013;35(1):10-14.

3. Tsan M-F, Nguyen Y, Brook R. Assessing the q uality of VA human research protection programs: VA vs. conselho de revisão

institucional da universidade afiliada. *Jornal de Investigação Empírica sobre Ética na Investigação em Seres Humanos*;2013;8:153-160.

4. Departamento de Saúde e Serviços Humanos dos EUA. Política Federal para a Proteção dos Sujeitos Humanos. 45 CFR 46.

5. Comité de Investigação e Desenvolvimento. VHA handbook 1200.01, Departamento de Assuntos dos Veteranos. 16 de junho de 2009, http://www.va.gov/ vhapublications/; Requisitos para a proteção dos sujeitos humanos na investigação. VHA handbook 1200.05, Departamento de Assuntos dos Veteranos. 15 de outubro de 2010, http://www.va.gov/vhapublications/.

6. Ver Ref. 5.

7. Requisitos de comunicação da conformidade da investigação. VHA handbook 1058.01, Departamento de Assuntos dos Veteranos. 21 de maio de 2010, http://www.va.gov/vhapublications/.

8. Research Compliance Officer Audit Tools, Office of Research Oversight, Department of Veterans Affairs, http://www.va.gov/ORO/Research_Compliance_Education.asp.

9. Tsan MF, Puglisi JT. Actividades de operações de cuidados de saúde que podem constituir investigação - A perspetiva do Departamento de Assuntos dos Veteranos. *IRB: Ética e Investigação em Seres Humanos* 2014;36(1):9-11.

10. Matthews DE, Farewell VT. Testes de significância aproximados para tabelas de contingência. In: *Using and Understanding Medical Statistics.* 2ª ed. Karger: Basel, Suiça. 1988, pp. 39-57.

11. Ver ref. 5.

12. Ver ref. 5.

13. Ver ref. 4 e 5.

14. Ver ref. 5.

15. Ver ref. 5.

16. Ver ref. 5 e 7.

17. Ver ref. 3.

Capítulo 6

Utilização de indicadores de qualidade para avaliar e melhorar os programas de proteção da investigação em seres humanos na VA[5]

por

Min-Fu Tsan, MD, PhD; Yen Nguyen, PharmD; e Robert Brooks, MD, PhD

Uma análise revela melhorias consideráveis nos programas de proteção da investigação em seres humanos na VA, embora sejam necessários mais esforços para melhorar os procedimentos e práticas do conselho de revisão institucional.

A proteção dos sujeitos humanos que participam na investigação é extremamente importante nesta era de rápido progresso médico e de ênfase crescente na tradução das descobertas da ciência básica para as práticas clínicas. A Política Federal para a Proteção dos Sujeitos Humanos, também conhecida como Regra Comum, foi estabelecida com base nos princípios éticos do Relatório Belmont de respeito pelas pessoas, beneficência e justiça.[1,2] Ao abrigo da Regra Comum, os conselhos de análise institucionais (IRBs) são responsáveis pela revisão e aprovação de protocolos de investigação em seres humanos e pela supervisão para garantir a proteção dos sujeitos de investigação humanos.[1]

Para além dos IRB, os investigadores, as instituições, os voluntários da investigação, os patrocinadores da investigação e o governo federal partilham responsabilidades na proteção dos sujeitos da investigação.[3] As instituições que realizam investigação envolvendo sujeitos humanos estabeleceram, assim, quadros operacionais,

[5] Tsan MF, Nguyen Y, Brooks R. Utilização de indicadores de qualidade para avaliar e melhorar os programas de proteção da investigação em seres humanos na VA. Federal Practitioner 31-36, maio de 2015. Direitos de autor ©2015 Frontline Medical Communication Inc. Reproduzido com a permissão da Frontline Medical Communication Inc. e dos co-autores.

designados por programas de proteção da investigação em seres humanos (PPPH), para garantir os direitos e o bem-estar dos participantes na investigação e para cumprir os requisitos éticos e regulamentares.[3,4]

No final da década de 1990 e início da década de 2000, vários programas de investigação apoiados pelo governo federal de grandes instituições académicas foram suspensos devido ao incumprimento persistente dos regulamentos federais, incluindo algumas questões que resultaram na morte de voluntários saudáveis.[5,6] Em resposta ao aumento do escrutínio público da investigação clínica, foram feitos esforços consideráveis para melhorar a proteção dos sujeitos de investigação.[5,7-9] Estes esforços incluíram uma supervisão federal mais forte da investigação, a acreditação voluntária de PPPHs institucionais, o aumento do apoio institucional aos PPPHs, a melhoria da formação dos investigadores e dos membros do CRI, a melhoria da monitorização e da comunicação de eventos adversos (EAs) e um maior envolvimento dos participantes na investigação e do público.[9]

Apesar do investimento considerável para melhorar a proteção dos sujeitos de investigação, existem poucos dados que demonstrem que estes esforços tornaram a investigação em seres humanos mais segura do que antes. Embora a proteção dos sujeitos de investigação não possa ser medida diretamente, é possível avaliar a qualidade dos PPPHs. Espera-se que os PPPHs de alta qualidade minimizem o risco para os participantes na investigação na medida do possível, mantendo a integridade da investigação.[10]

O sistema de cuidados de saúde VA é o maior sistema integrado de cuidados de saúde do país. Atualmente, existem 107 instalações da VA que realizam investigação envolvendo seres humanos. Para além dos regulamentos federais que regem a investigação com seres humanos, os investigadores da VA também têm de cumprir os requisitos estabelecidos pela VA. Por exemplo, na VA, o IRB é um subcomité do comité de investigação e desenvolvimento (R&DC). A investigação que envolve sujeitos humanos não pode ser iniciada até ser aprovada pelo IRB e pelo R&DC.[4,11] Todos os investigadores da VA são obrigados a ter âmbitos de prática de investigação aprovados e formação em princípios éticos e boas práticas clínicas actuais.[4]

Recentemente, o VA Office of Research Oversight (VAORO) desenvolveu um conjunto de indicadores para avaliar a qualidade dos VA HRPPs.[10] Desde 2010, o VAORO tem vindo a recolher dados de indicadores de qualidade (QI) de todas as instalações de investigação do VA para fins de melhoria da qualidade.[12-14] Neste estudo, o VAORO analisou estes dados para avaliar as alterações nos dados de QI do VA HRPP de 2010 a 2012 e identificar áreas para melhoria.

MÉTODOS

Como parte do programa de garantia de qualidade do VA HRPP, cada centro de investigação do VA foi obrigado a efetuar auditorias anuais a todos os documentos de consentimento informado (ICDs) e auditorias regulamentares a todos os protocolos de investigação em seres humanos, de 3 em 3 anos, por responsáveis qualificados pela conformidade da investigação (RCOs).[15] As auditorias regulamentares dos protocolos foram limitadas a uma análise retrospetiva de 3 anos dos protocolos. Foram desenvolvidas ferramentas para o CID anual e para as auditorias regulamentares trienais de protocolos (disponíveis em http://www.va.gov/ORO/Research _Compliance_Education.asp). Os RCOs das instalações receberam formação para utilizar estas ferramentas na realização das auditorias.

Recolha de dados

Os dados foram recolhidos anualmente em todas as 107 instalações de investigação do VA. As informações recolhidas incluíam o cumprimento dos requisitos de autorização da CID e da Lei de Portabilidade e Responsabilidade dos Seguros de Saúde; o cumprimento dos requisitos para a aprovação inicial de protocolos de investigação em seres humanos pelo IRB e pelo R&DC; o cumprimento dos requisitos de consentimento informado selecionados; a suspensão por justa causa ou a cessação de protocolos de investigação em seres humanos; os EA graves relacionados com a investigação; o cumprimento dos requisitos de revisão contínua; a inscrição de sujeitos de acordo com os critérios de inclusão e exclusão; os âmbitos de prática do pessoal de investigação; a formação em proteção da investigação em seres humanos do investigador; a investigação internacional; e a investigação que envolve sujeitos vulneráveis. Não foi recolhida qualquer informação pessoal individualmente identificável. Uma vez que se tratou de um projeto de garantia de qualidade da VA e não foi recolhida qualquer informação individualmente identificável, não foi necessária a revisão e aprovação do projeto pelo IRB.[16]

Todos os dados recolhidos foram introduzidos numa base de dados para análise. Quando necessário, os estabelecimentos foram contactados para verificar a exatidão e a uniformidade dos dados comunicados.

Análise de dados

O teste do qui-quadrado de Mantel-Haenszel para tendências foi usado para determinar a tendência de mudanças es de 2010 a 2012.[17] Um valor de $P < 0,05$ foi considerado estatisticamente significativo. Para os QIs com alterações estatisticamente significativas, a VAORO calculou as alterações percentuais e os números reais impactados, ou seja, os números reais de ICDs, protocolos de pesquisa em humanos, histórias de casos ou pessoal de pesquisa afetados por essas alterações.[18]

RESULTADOS

Os dados do IQ do PPH foram recolhidos de 2010 a 2012 em todas as 107 instalações de investigação do VA (Tabela 1). Havia um total de 25 QIs; 18 tinham todos os dados de 3 anos disponíveis e 7 não tinham dados de 2010. Apenas os dados de 18 IQ disponíveis de todos os 3 anos foram incluídos nesta análise. Os dados de 2010 recolhidos para os IQ relacionados com a suspensão ou cessação por justa causa de protocolos e com os âmbitos de prática e requisitos de formação do pessoal de investigação foram obtidos a partir de todos os protocolos de investigação humana, animal e de segurança auditados, e não apenas dos protocolos de investigação humana auditados. No entanto, estes dados foram incluídos para efeitos de comparação

Tabela 1. Dados dos indicadores de qualidade do programa de proteção da investigação em seres humanos do VA

	2010, n (%)	2011, n (%)	2012, n (%)	*P* value[a]
ICDs and HIPAA Authorizations				
Total number of protocols audited	14,944	15,978	16,546	
Number of protocols with ICDs	3,563 (23.8)	3,813 (23.9)	3,859 (23.2)	
Total number of ICDs audited	89,216	100,832	99,013	
Incorrect ICDs used	2,143 (2.4)	1,478 (1.5)	1,806 (1.8)	.0000
ICDs not signed and/or dated by subjects	197 (0.2)	284 (0.3)	201 (0.2)[b]	.7329
Total number of HIPAA authorization required		95,916	96,290	
Number of HIPAA authorization not obtained		1,383 (1.4)	827 (0.9)	
Protocol Approval by IRB and R&DC				
Total number of human research protocols audited	2,102	3,558	4,249	
Conducted and completed without IRB approval	1 (0.1)	2 (0.1)	1 (0.1)	.5450
Conducted and completed without R&DC approval	3 (0.1)	5 (0.1)	9 (0.2)	.4437
Initiated prior to IRB approval	2 (0.1)	2 (0.1)	4 (0.1)	.8561
Initiated prior to R&DC approval	9 (0.4)	8 (0.2)	16 (0.4)	.9186
For-cause suspension or termination of protocols				
Total number of human research protocols audited	2,978[c]	3,558	4,249	
Number of protocols suspended or terminated due to cause	83 (2.8)[c]	47 (1.3)	63 (1.5)	.0002
Due to human subject concerns	25 (0.8)[c]	16 (0.5)	31 (0.7)	.7943
Due to investigator-related concerns	40 (1.3)[c]	31 (0.9)	32 (0.8)	.0158
Local serious adverse events				
Total number of human research protocols audited	2,102	3,558	4,249	
Local adverse events determined to be serious, unanticipated and related	25	43	17	
or probably related to research	11	10	5	
Resulted in hospitalization	0	0	0	
Resulted in death				
	2010, n (%)	**2011, n (%)**	**2012, n (%)**	***P* value[a]**
Lapse in protocol continuing reviews				
Total number of human protocols requiring continuing reviews	1,606	2,942	3,411	
Lapsed in IRB continuing reviews	97 (6)	208 (7.1)	209 (6.1)	.7324
Continued research activities during lapse	2 (0.1)	6 (0.2)	4 (0.1)	.7175
Review of subject case histories				
Total number of case histories reviewed	11,387	23,657	26,291	
Informed consent not obtained prior to initiation of study	249 (2.2)	39 (0.2)	91 (0.4)	.0000
No documentation verifying inclusion criteria met	—	226 (1)	657 (2.5)	
No documentation verifying exclusion criteria met	—	167 (0.7)	189 (0.7)	
Research personnel scope of practice and training requirements				
Total number of research personnel in human research protocols audited	6,7874[c]	12,328	16,598	
Without research scope of practice	519 (7.7)[c]	294 (2.4)	92 (0.6)	.0000
Working outside of research scope of practice	10 (0.2)[c]	9 (0.1)	7 (0.1)	.0120
Required training not current	398 (5.9)[c]	442 (3.6)	393 (2.4)	.0000
Without initial training	103 (1.5)[c]	92 (0.8)	73 (0.4)	.0000
Lapse in continuing training	303 (4.4)[c]	350 (2.8)	320 (1.9)	.0000
Protocols requiring CRADO approval				
Total number of human research protocols audited	2,102	3,558	4,249	
Number of international research protocols	4	2	8	
Without CRADO approval	2 (50)	2 (0)	2 (25)	
Number of protocols involving children	—	5	14	
Without CRADO approval	—	3 (60)	3 (21)	
Number of protocols involving prisoners	—	0	1	
Without CRADO approval	—	0	1 (100)	

Abreviaturas: CRADO, Chief Research and Development Officer; HIPAA, Health Insurance Portability and Accountability Act; ICDs, documentos de consentimento informado; IRB, institutional review board; R&DC, research and development committee.

[a] Calculado com o teste do qui-quadrado de Mantel-Haenszel para tendências.

[b] O número indica os CDI não assinados pelos sujeitos.

[c] Números derivados de todos os protocolos humanos, animais e de segurança auditados.

com os dados de 2011 e 2012, porque os protocolos de pesquisa não humana auditados constituíram < 30% do total. Com base nas revisões de rotina da VAORO no local dos PPPHs das instalações, programas de cuidados e uso de animais, bem como programas de segurança e proteção de pesquisa, os autores acreditam que as taxas de QI nesses protocolos de pesquisa não humana foram semelhantes às dos protocolos de pesquisa humana.

De um total de 18 IQs com todos os dados de 3 anos disponíveis para análise, 9 IQs não apresentaram quaisquer alterações estatisticamente significativas; enquanto 9 IQs apresentaram alterações estatisticamente significativas de 2010 para 2012 (Tabela 1). Esses 9 QIs foram: (1) CIDs incorrectos utilizados; (2) número de protocolos suspensos ou terminados devido a causa; (3) protocolos suspensos ou terminados devido a preocupações do investigador; (4) consentimento informado não obtido antes do início do estudo; (5) pessoal de investigação sem âmbitos de prática de investigação; (6) pessoal de investigação a trabalhar fora dos âmbitos de prática; (7) formação exigida não actualizada para o pessoal de investigação; (8) pessoal de investigação a trabalhar sem formação inicial; e (9) pessoal de investigação com formação contínua interrompida.

A Tabela 2 mostra as alterações percentuais e os números reais afectados pelas alterações nos 9 IQs que apresentaram alterações estatisticamente significativas. As alterações percentuais descrevem a magnitude das alterações e os números afectados fornecem informações sobre os números reais de eventos (ou seja, ICDs, protocolos de investigação em seres humanos, histórias de casos ou pessoal de investigação) afectados por estas alterações em 2012, se as taxas de IQ

Tabela 2. Alterações nos dados dos indicadores de qualidade

Indicador de qualidade	2010, n (%)	2011, n (%)	2012, n (%)	Variação (%), 2010-2012[a]	N.º afetado 2012[b]
Número total de CDIs auditados	89,216	100,832	99,013	-25	570
Utilização de CDIs incorrectos	2,143 (2.4)	1,478 (1.5)	1,806 (1.8)		
Número total de protocolos de investigação em seres humanos	2,978[c]	3,558	4,249	-47	55

auditados					
Protocolos suspensos ou rescindidos por justa causa	83 (2.79)	47 (1.32)	63 (1.48)	-44	25
Protocolos suspensos ou terminados devido a preocupação relacionada com o investigador	40 (1.34)	31 (0.87)	32 (0.75)		
Número total de histórias de casos analisadas	11,387	23,657	26,291	-84	484
Consentimento informado não obtido antes do estudo	249 (2.19)	39 (0.16)	91 (0.35)		
Número total de pessoal de investigação auditado	6,787[c]	12,328	16,598		
Pessoal sem âmbito de prática de investigação	519[c] (7.65)	294 (2.38)	92 (0.55)	-92	1,177
Trabalhar fora do âmbito da prática da investigação	10[c] (0.15)	9 (0.07)	7 (0.04)	-73	18
Formação exigida ao pessoal não actualizada	398[c] (5.86)	442 (3.59)	393 (2.37)	-60	579
Pessoal sem formação inicial	103[c] (1.52)	92 (0.75)	73 (0.44)	-71	179
Pessoal que deixou de participar na formação contínua	303[c] (4.46)	350 (2.84)	320 (1.93)	-57	420

Abreviaturas: CID, documentos de consentimento informado.

[a] Alteração percentual = [diferença nas taxas dos indicadores de qualidade entre 2010 e 2012÷ taxa dos indicadores de qualidade em 2010] x 100.

[b] Números de CID, protocolos de investigação em seres humanos, histórias de casos ou pessoal de investigação afectados = diferença entre os números esperados em 2012 com base nas taxas dos indicadores de qualidade de 2010 e os números reais observados em 2012.

[c] Números derivados de todos os protocolos humanos, animais e de segurança auditados.

tinham-se mantido iguais aos de 2010.

Todos os 9 IQs com alterações estatisticamente significativas apresentaram melhorias, desde 25% de melhoria nos CIDs incorrectos utilizados até 92% de melhoria no pessoal de investigação sem âmbitos de prática (Tabela 2). Os números reais afectados (ou seja, a diferença entre os números esperados em 2012 com base nas taxas de IQ de 2010 e os números reais observados em 2012) variaram entre 55 protocolos suspensos ou terminados por justa causa e 1 177 âmbitos de prática de investigação.

Dos 9 QIs sem alterações estatisticamente significativas, todos, exceto 2 QIs, tinham taxas de QI inferiores a 1% em 2010, o que sugere que estas taxas de QI já eram tão baixas que era difícil conseguir mais melhorias. As duas excepções foram os lapsos nas revisões contínuas do IRB e a investigação internacional realizada sem a aprovação do VA Chief Research and Development Officer (CRADO).

As taxas de lapso nas revisões contínuas do CRI mantiveram-se elevadas, entre 6% e 7%, entre 2010 e 2012 (Figura). Em contrapartida, as taxas de pessoal de investigação sem âmbitos de prática e de formação exigida não actualizada, que tinham taxas elevadas comparáveis em 2010, diminuíram acentuadamente de 2010 para 2012.

Figura. Taxas de indicadores de qualidade para revisões contínuas do CRI, âmbitos de prática do pessoal de investigação e requisitos de formação (%)

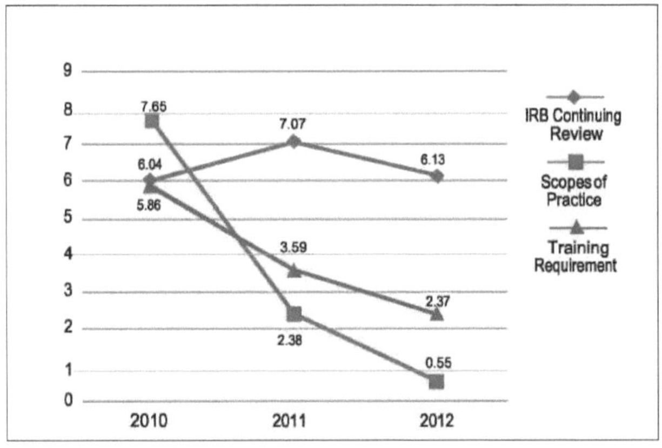

Abreviatura: IRB, comité de revisão institucional

As políticas federais exigem que todos os indivíduos que participam em investigação em locais internacionais recebam as protecções adequadas que estão de acordo com as que são dadas aos sujeitos de investigação nos EUA, bem como as protecções consideradas adequadas pelas autoridades locais e habituais no local internacional.[1] As políticas da VA exigem que sejam obtidas autorizações do CRADO antes de iniciar qualquer investigação internacional aprovada pela VA.[4]

Da mesma forma, as políticas federais exigem protecções adicionais quando a investigação envolve populações vulneráveis, como crianças e prisioneiros.[(1)] As políticas do VA exigem que seja obtida autorização do CRADO antes de iniciar qualquer investigação que envolva crianças ou prisioneiros.[4]

Os dados sobre a investigação internacional estavam disponíveis para os três anos (Quadro 1). No entanto, os dados relativos à investigação envolvendo crianças e reclusos só estavam disponíveis em 2011 e 2012. Apesar de o número de protocolos de investigação ser reduzido, variando entre 0 e 8 protocolos, uma percentagem elevada destes protocolos, entre 21% e 100%, não recebeu aprovação do CRADO antes do início dos estudos.

DISCUSSÃO

Os dados apresentados neste relatório revelam que se registaram melhorias consideráveis nos PPGRs da VA desde que a VAORO começou a recolher dados de IQ em 2010. Dos dados de QI disponíveis de 2010 a 2012, 9 mostraram melhorias e nenhum mostrou deterioração. Dos 9 QIs que não mostraram diferenças estatisticamente significativas, 7 tinham taxas de QI muito baixas em 2010 (a maioria era < 1%). Por conseguinte, poderá ser difícil obter mais melhorias. Por outro lado, a VAORO identificou 2 IQs que precisam de ser melhorados.

O principal objetivo da recolha destes dados é promover a melhoria da qualidade. Todos os anos, a VAORO dá feedback aos centros de investigação da VA, fornecendo a cada centro os seus dados de QI, juntamente com , com as médias nacionais e da rede, para que cada centro saiba qual é a sua posição a nível nacional e dos VISN. Espera-se que, com esta informação, as instalações possam identificar os pontos fortes e fracos e adotar medidas de melhoria da qualidade em conformidade.

Existem várias razões possíveis para as melhorias observadas. Possivelmente, as melhorias poderiam dever-se a erros de comunicação, por exemplo, se as instalações estivessem a comunicar um número inferior de incumprimentos. No entanto, a subnotificação é improvável, uma vez que os dados foram recolhidos a partir de auditorias independentes de CDIs por parte dos RCOs e de auditorias de protocolos regulamentares. No VA, os RCO respondem diretamente aos funcionários institucionais e funcionam independentemente do Serviço de Investigação.

Algumas instalações também podem ter estado a "enganar o sistema" de forma sistemática para fazer com que os seus programas parecessem melhores. Por exemplo, alguns IRBs podem tornar-se menos propensos a suspender um protocolo quando este deveria ser suspenso. Embora as possibilidades acima não possam ser completamente descartadas, os autores acreditam que elas são improváveis. Em primeiro lugar, nem todos os IQ foram melhorados. Em particular, o lapso nas revisões contínuas do CRI manteve-se elevado e inalterado de 2010 a 2012. Além disso, as revisões de rotina no local dos PPPH das instalações verificaram de forma independente algumas das melhorias observadas nestes dados de IQ.

Foram identificadas duas áreas que necessitam de ser melhoradas: lapsos nas revisões contínuas do CRI e estudos que exigem a aprovação do CRADO. Estas duas áreas podem ser facilmente melhoradas se as instalações estiverem dispostas a dedicar esforços e recursos para melhorar os procedimentos e práticas do IRB. Em um estudo anterior baseado em dados de QI de 2011, os autores relataram que as instalações de VA com um pequeno programa de pesquisa em humanos (protocolos de pesquisa em humanos ativos de < 50) tiveram uma taxa de lapso nas revisões contínuas do IRB de 3,2%; instalações com um programa de pesquisa médio (50-200 protocolos de pesquisa em humanos ativos) tiveram uma taxa de 5,5%; e instalações com um grande programa de pesquisa (> 200 protocolos de pesquisa em humanos ativos) tiveram uma taxa de 8,6%.[14] Assim, as instalações com um grande programa de pesquisa precisam melhorar particularmente seus processos de revisão contínua do IRB.

Para além do QI, estes dados proporcionam oportunidades para responder a uma série de questões importantes relativas aos PPPH. Por exemplo, com base nos dados de QI de 2011, os autores mostraram anteriormente que os PPPHs de instalações que utilizam os seus próprios IRBs de VA e aqueles que utilizam IRBs de universidades afiliadas como os seus IRBs de registo tiveram um desempenho igualmente bom, fornecendo dados científicos pela primeira vez para apoiar a política de VA de longa data de que é aceitável que as instalações de VA utilizem o seu próprio IRB ou o IRB da universidade afiliada como o IRB de registo.[4,13] Da mesma forma, tem havido a preocupação de que as instalações com pequenos programas de investigação possam não ter recursos suficientes para apoiar um PPPH vigoroso.

Num estudo anterior, baseado na análise dos dados de QI de 2011, os autores mostraram que os PPPHs de estabelecimentos com pequenos programas de investigação tiveram um desempenho pelo menos tão bom como os estabelecimentos com programas de investigação médios e grandes.[14] Os estabelecimentos com grandes programas de investigação pareceram ter um desempenho não tão bom como os estabelecimentos com programas de investigação pequenos e médios, o que sugere que os estabelecimentos com grandes programas de investigação poderão ter de afetar recursos adicionais para apoiar os PPPHs.

Duas questões fundamentais continuam sem resposta. Primeiro, estes IQ são os mais adequados para avaliar os PPPHs? Em segundo lugar, será que os PPPHs de alta qualidade, medidos através dos IQs, proporcionam efetivamente uma melhor proteção dos sujeitos da investigação humana? Embora não existam respostas claras a estas importantes questões neste momento, há uma clara necessidade de medir a qualidade dos PPPHs. Sem dúvida, é necessária a modificação dos actuais IQ ou a adição de novos. No entanto, os autores partilham a sua experiência com instituições académicas e outras instituições de investigação não pertencentes ao VA, à medida que estas desenvolvem os seus próprios IQ para avaliar a qualidade dos seus PPPH.

Reconhecimento

Os autores gostariam de agradecer a J. Thomas Puglisi, PhD, diretor do Gabinete de Supervisão da Investigação, pelo seu apoio e revisão crítica do manuscrito e agradecem a todos os responsáveis pela conformidade da investigação do VA pelos seus contributos na realização de auditorias e na recolha dos dados apresentados neste relatório.

Divulgação dos autores

Os autores declaram não haver conflitos de interesse reais ou potenciais em relação a este artigo.

Declaração de exoneração de responsabilidade

As opiniões aqui expressas são da responsabilidade dos autores e não reflectem necessariamente as da Federal Practitioner, *da Frontline Medical Communications Inc., do Governo dos EUA ou de qualquer uma das suas agências. Este artigo pode discutir o uso não rotulado ou experimental de certos medicamentos. Por favor, reveja as informações completas de prescrição de medicamentos específicos ou combinações de medicamentos - incluindo indicações, contra-indicações, avisos e efeitos adversos - antes de administrar terapia farmacológica aos pacientes.*

REFERÊNCIAS

1. Departamento de Saúde e Serviços Humanos dos EUA. 1991. Política Federal para a Proteção dos Sujeitos Humanos. 45 Código de Registo Federal (CFR) 46.

2. Comissão Nacional para a Proteção dos Sujeitos Humanos da Investigação Biomédica e Comportamental. O Relatório Belmont: Princípios éticos e diretrizes para a proteção dos sujeitos humanos da investigação. Sítio Web do Departamento de Saúde e Serviços Humanos dos EUA. http://www.hhs.gov/ohrp/humansubjects/guidance/belmont.html. Publicado em 18 de abril de 1979. Acedido em 6 de março de 2015.

3. Instituto de Medicina (EUA) Comité de Avaliação do Sistema de Proteção dos Sujeitos da Investigação Humana. *Preserving Public Trust: Accreditation and Human Research Participant Protection Programs.* Washington, DC: National Academies Press; 2001.

4. Departamento de Assuntos dos Veteranos dos EUA, Administração de Saúde dos Veteranos. Requisitos para a proteção de sujeitos humanos na investigação. Manual 1200.05. Website do Departamento de Assuntos dos Veteranos dos EUA.

http://www.va.gov/vhapublications/ViewPublication.asp?pub_ID=3052. 12 de novembro de 2014. Acedido em 6 de março de 2015.

5. Kizer KW. Statement on Oversight in the Veterans Health Administration before the Subcommittee on Veterans' Affairs, U.S. House of Representatives. Website do Departamento de Assuntos

dos Veteranos dos EUA. http://www.va.gov/OCA/testimony/hvac/sh/21AP9910.asp. 21 de abril de 1999. Acessado em 19 de março de 2015.

6. Steinbrook R. Protecting research subjects-The crisis at Johns Hopkins (Proteção dos sujeitos de investigação-A crise na Johns Hopkins). *N Engl J Med.* 2002;346(9):716-720.

7. Kranish M. O sistema de proteção dos seres humanos na investigação é criticado. *Boston Globe.* 25 de março de 2002:A1.

8. Shalala D. Protecting research subjects-What must be done (Proteção dos sujeitos de investigação-O que deve ser feito). *N Engl J Med.* 2000;343(11):808-810.

9. Steinbrook R. Improving protection for research subjects (Melhorar a proteção dos sujeitos de investigação). *N Engl J Med.* 2002;346(18):1425-1430.

10. Tsan MF, Smith K, Gao B. Avaliar a qualidade dos programas de proteção da investigação em seres humanos: a experiência do Departamento de Assuntos dos Veteranos. *IRB.* 2010;32(4):16-19.

11. Departamento de Assuntos dos Veteranos dos EUA, Administração de Saúde dos Veteranos. Comité de Investigação e Desenvolvimento. Manual 1200.01 Sítio Web do Departamento de Assuntos dos Veteranos dos EUA.

http://www.va.gov/vhapublications/ViewPublication.asp?pub_ID=2038. Publicado em 16 de junho de 2009. Acedido em 6 de março de 2015.

12. Tsan MF, Nguyen Y, Brooks R. Utilização de indicadores de qualidade para avaliar os programas de proteção da investigação em seres humanos no Departamento de Assuntos dos Veteranos. *IRB.* 2013;35(1):10-14.

13. Tsan MF, Nguyen Y, Brooks R. Avaliação da qualidade dos programas de proteção da investigação em seres humanos da VA: VA vs Conselho de Revisão Institucional da Universidade afiliada. *J Empir Res Hum Res Ethics.* 2013;8(2):153-160.

14. Nguyen Y, Brooks R, Tsan MF. Programas de proteção da investigação em seres humanos no Departamento de Assuntos dos Veteranos: indicadores de qualidade e dimensão do programa. *IRB.* 2014;36(1):16-19.

15. Departamento de Assuntos dos Veteranos dos EUA, Administração de Saúde dos Veteranos. Requisitos de comunicação da conformidade da investigação. Manual 1058.01. Sítio Web do Departamento de Assuntos dos Veteranos dos EUA. http://www.va.gov/vhapublications/ viewpublication.asp?pub_id=2463. Publicado em 15 de novembro de 2011. Acedido em 6 de março de 2015.

16. Tsan MF, Puglisi JT. Actividades de operações de cuidados de saúde que podem constituir investigação: a perspetiva do Departamento dos Assuntos dos Veteranos. *IRB.* 2014;36(1):9-11.

17. Woodward M. *Epidemiologia. Study Design and Data Analysis.* Boca Raton, FL: Chapman and Hall/CRC; 2014.

18. Tsan L, Davis C, Langberg R, Pierce JR. Quality indicators in the Department of Veterans Affairs nursing home care units: a preliminary assessment. *Am J Med Qual.* 2007;22(5):344-350.

Capítulo 7

Lapso na aprovação da revisão contínua do conselho de revisão institucional[11]

por

Min-Fu Tsan e Yen Nguyen

A Política Federal para a Proteção dos Sujeitos Humanos, também conhecida como a Regra Comum, exige que os conselhos de revisão institucionais (IRBs) realizem uma revisão contínua da investigação em seres humanos a intervalos adequados ao grau de risco, mas não menos do que uma vez por ano.[1] O principal objetivo deste requisito é garantir que, entre outras coisas, os riscos para os participantes estão a ser minimizados e são ainda I razoáveis em relação ao conhecimento que se espera que resulte da investigação e aos benefícios previstos, se os houver, para os sujeitos.[2]

Os regulamentos federais não prevêem qualquer período de carência que prolongue a realização da investigação para além da data de expiração da aprovação do CRI.

Um lapso na aprovação da revisão contínua da investigação pelo CRI ocorre sempre que um investigador não fornece informações de revisão contínua ao CRI ou o CRI não efectuou a revisão contínua e voltou a aprovar a investigação até à data de expiração da aprovação do CRI. Nestas circunstâncias, todas as actividades de investigação que envolvam sujeitos humanos devem ser interrompidas, a menos que o CRI determine que é do interesse dos sujeitos já inscritos continuar a participar na investigação. Assim, não podem ser

---

[11] Tsan MF, Nguyen Y. Lapse in institutional review board continuing review approval. *IRB: Ética e Investigação Humana,* 37(2): 14-19, 2015. Copyright©2015 the Hastings Center. Reproduzido com a permissão do Hastings Center e dos co-autores.

inscritos novos participantes, e a continuação da participação de sujeitos já inscritos só pode ser adequada quando as intervenções de investigação apresentarem perspectivas de benefício direto para os participantes ou quando a não realização dessas intervenções representar um risco acrescido para os mesmos.[3]

Apesar da importância da aprovação atempada da revisão contínua do CRI, pouco se sabe sobre a taxa de caducidade das revisões contínuas do CRI e sobre a frequência com que os investigadores continuam as actividades de investigação durante a caducidade. Também não é claro quais os factores que podem contribuir para a taxa de caducidade da aprovação da revisão contínua do CRI por parte de uma instituição. Em 1995, Nightingale citou a revisão inadequada ou tardia de protocolos activos como uma das deficiências mais comuns identificadas pela Food and Drug Administration (FDA).[4] Um relatório do Government Accountability Office (GAO) de 1996 concluiu que as revisões contínuas dos CRI eram normalmente superficiais ou não eram feitas de todo, e especulou que a causa subjacente a esta deficiência era o facto de muitos CRI estarem sobrecarregados de trabalho e não terem apoio nas suas instituições.[5] Embora sejam evidentes melhorias consideráveis desde a publicação do relatório do GAO - incluindo uma maior supervisão federal da investigação, um maior apoio institucional aos CRI e uma melhor formação dos investigadores e dos membros dos CRI[6] - pouco se sabe sobre o estado atual do cumprimento das revisões contínuas dos CRI.

O Sistema de Cuidados de Saúde do Department of Veterans Affairs (VA) é o maior sistema integrado de cuidados de saúde do país. Entre 2010 e 2013, havia 107 a 108 instalações do VA (Centros Médicos do VA ou instalações dos Sistemas de Cuidados de Saúde do VA) a realizar investigação envolvendo seres humanos. Como parte do programa de garantia de qualidade, o VA tem vindo a recolher dados de indicadores de qualidade (QI), incluindo revisões contínuas do IRB, para Programas de Proteção da Investigação em Humanos (HRPPs) desde 2010.[7]

No presente estudo, analisámos os dados de QI do VA HRPP de 2010 a 2013, centrando-nos nas revisões contínuas do IRB. Aqui relatamos as taxas de lapso nas revisões contínuas do IRB durante um período de quatro anos e se o tamanho dos programas de investigação humana ou os tipos de IRBs utilizados (VA ou IRBs de universidades afiliadas) têm algum efeito sobre o lapso nas revisões contínuas do IRB.

Métodos

Recolha de dados. Como parte do programa de garantia de qualidade do VA HRPP, cada centro de investigação do VA foi obrigado a realizar auditorias de todos os documentos de consentimento informado (ICDs) anualmente e auditorias regulamentares de todos os protocolos de investigação em seres humanos activos, realizadas de três em três anos por responsáveis qualificados pela conformidade da investigação (RCOs).[8] As auditorias regulamentares de protocolos foram limitadas a uma análise retrospetiva de três anos dos protocolos. Foram desenvolvidas ferramentas de auditoria para o ICD anual, bem como para as auditorias regulamentares trienais dos protocolos.[9] Os RCO das instalações receberam então formação para utilizar estas ferramentas na realização de auditorias ao longo do ano.

Os resultados das auditorias CID e das auditorias regulamentares de protocolos realizadas entre 1 de junho e 31 de maio de cada ano foram recolhidos através de um sistema baseado na Internet de todas as instalações de investigação da VA. As informações recolhidas incluíam os requisitos de autorização da CID e da Lei de Portabilidade e Responsabilidade dos Seguros de Saúde (HIPAA), a aprovação inicial dos protocolos de investigação em seres humanos por parte do IRB e do Comité de Investigação e Desenvolvimento (R&DC), o cumprimento dos requisitos de consentimento informado selecionados, a suspensão por justa causa ou a cessação dos protocolos de investigação em seres humanos, os acontecimentos adversos graves relacionados com a investigação, o cumprimento dos requisitos de revisão contínua do IRB, a inscrição de sujeitos de acordo com os critérios de inclusão e exclusão, os âmbitos de prática do pessoal de investigação e os requisitos de formação em proteção da investigação em seres humanos por parte dos investigadores. Não foi recolhida qualquer informação pessoal individualmente identificável. Uma vez que se tratou de um projeto de garantia de qualidade da VA e não foi recolhida qualquer informação individualmente identificável, não foi necessária a revisão e aprovação do projeto pelo IRB.[10]

Análise de dados. Todos os dados recolhidos foram introduzidos numa base de dados informatizada para análise. Quando necessário, os estabelecimentos foram contactados para verificar a exatidão e a uniformidade dos dados comunicados.

Utilizámos o teste do qui-quadrado de Mantel-Haenszel para determinar a tendência das alterações de 2010 a 2013.[11] Para a comparação de duas médias, foi utilizado o teste t de Student com correção de Bonnferoni para comparações múltiplas para determinar o nível de significância.[12] Um valor de $p < 0,05$ foi considerado estatisticamente significativo.

Resultados

Lapso nas revisões contínuas do CRI. A Tabela 1 resume os dados sobre as revisões contínuas do CRI. O número total de protocolos de investigação em seres humanos que exigiram revisões contínuas do CRI foi inferior ao número total de protocolos auditados, porque aproximadamente 20% (19,9%±2,7%, média ± DP) dos protocolos auditados em cada ano não exigiram revisões contínuas do CRI . Havia 80 instalações com protocolos que exigiam revisões contínuas do CRI em 2010, 95 em 2011, 93 em 2012 e 99 em 2013.

As taxas de caducidade das revisões contínuas do CRI mantiveram-se relativamente elevadas e constantes, entre 6% e 7%, de 2010 a 2013. Em contrapartida, menos de 0,20% dos investigadores prosseguiram as actividades de investigação, excluindo as actividades que os CRI consideraram ser do interesse dos participantes já inscritos, durante os lapsos.

Para efeitos de comparação, incluímos também dados de QI sobre os âmbitos de prática do pessoal de investigação e os requisitos de formação em matéria de proteção dos seres humanos. As políticas da VA exigem que todo o pessoal de investigação que participe em investigação em seres humanos tenha um âmbito de prática de investigação aprovado que defina os deveres que o indivíduo está qualificado e autorizado a desempenhar para fins de investigação, bem como que complete uma formação inicial e anual sobre os princípios éticos e as boas práticas clínicas aceites.[13] Os dados de 2010 sobre o âmbito de prática do pessoal de investigação e os requisitos de formação foram obtidos a partir de todos os protocolos de investigação em seres humanos, animais e de segurança auditados, e não apenas dos protocolos de investigação em seres humanos auditados. No entanto, incluímos estes dados para comparação com os dados de 2011 a 2013 porque os protocolos de investigação não humana auditados constituíam menos de 30% do total. Além disso, com base nas nossas análises de rotina no local dos PPPHs das instalações, dos programas de cuidados e utilização de animais, bem como dos programas de segurança e proteção da investigação, acreditámos que as taxas de lapso do âmbito da prática de investigação e dos requisitos de formação nestes protocolos de investigação não humanos eram semelhantes às dos protocolos de investigação em humanos.[14]

Como mostra o quadro 1, a taxa de caducidade dos âmbitos de prática do pessoal de investigação em 2010 foi de 7,65%. No entanto, diminuiu acentuadamente nos três anos seguintes para 0,55% e 0,65% em 2012 e 2013, respetivamente. A taxa de pessoal de investigação que trabalha fora dos seus âmbitos de aplicação foi muito baixa, inferior a 0,15%, de 2010 a 2013.

A taxa de caducidade dos requisitos de formação do pessoal de investigação foi de 5,86% em 2010 e diminuiu de forma constante nos três anos seguintes, atingindo 1,64% em 2013. Os lapsos nos requisitos de formação inicial e de formação contínua anual registaram tendências semelhantes de melhoria no período entre 2010 e 2013. No entanto, o lapso nos requisitos anuais de formação contínua parece ser o principal responsável pelo lapso global nos requisitos de formação.

Tabela 1. Resumo dos dados selecionados dos indicadores de qualidade do programa de proteção da investigação em seres humanos do VA

	2010	2011	2012	2013	p value
Total number of facilities	107	107	107	108	
Total number of human research protocols audited	2,102	3,558	4,249	3,834	
Lapse in protocol continuing reviews					
Total number of human research protocols requiring continuing reviews	1,606	2,942	3,411	3,112	
Lapse in IRB continuing reviews	97 (6.04%)	208 (7.07%)	209 (6.13%)	189 (6.17%)	0.4173
Continued research activities during lapse	2 (0.12%)	6 (0.21%)	4 (0.12%)	3 (0.10%)	0.4302
Research personnel scope of practice and training requirements					
Total number of research personnel in human research protocols audited	6,787[1]	12,328	16,598	17,330	
Without research scope of practice	519[1] (7.65%)	294 (3.28%)	92 (0.55%)	112 (0.65%)	0.0000
Working outside of research scope of practice	10[1] (0.15%)	9 (0.07%)	7 (0.04%)	2 (0.01%)	0.0001
Required training not current	398[1] (5.86%)	442 (3.59%)	393 (2.37%)	284 (1.64%)	0.0000
Without initial training	103[1] (1.52%)	92 (0.75%)	73 (0.44%)	46 (0.27%)	0.0000
Lapse in continuing training	303[1] (4.46%0	350 (2.84%)	320 (1.93%)	238 (1.37%)	0.0000

[1] Números derivados de todos os protocolos humanos, animais e de segurança auditados

A Figura 1 é uma comparação dos lapsos nas revisões contínuas do IRB, âmbitos de prática do pessoal de investigação e requisitos de formação de 2 010 a 2013. É evidente que, quando começámos a recolher dados de QI do VA HRPP em 2010, estes três parâmetros apresentavam taxas elevadas de lapsos semelhantes. No entanto, embora os lapsos nos âmbitos de prática do pessoal de investigação e nos requisitos de formação tenham registado melhorias acentuadas nos três anos seguintes, não se verificou qualquer melhoria no lapso das revisões contínuas do CRI durante o mesmo período.

Efeito dos Tipos de CRI Utilizados. Com base nos tipos de CRI utilizados, as instalações de investigação do VA podem ser classificadas em três grupos: as que utilizam os seus próprios CRI do VA, as que utilizam outros CRI do VA e as que utilizam CRI de universidades afiliadas como CRI de registo. Analisámos os nossos dados para determinar se os tipos de CRI utilizados tinham algum efeito nos lapsos das revisões contínuas do CRI.

Como se pode ver no Quadro 2, em média, cerca de 48 instalações utilizaram anualmente os seus próprios CRI do VA, 12 instalações utilizaram anualmente os CRI de outras instalações do VA e 32 instalações utilizaram anualmente CRI de universidades afiliadas como CRI de registo. No entanto, os tipos de CRI utilizados não tiveram qualquer efeito nas taxas de caducidade das revisões contínuas dos CRI.

Efeito do Tamanho dos Programas de Pesquisa em Humanos. Também analisámos os nossos dados de acordo com a dimensão dos programas de investigação em seres humanos das instalações. Com base nos dados do indicador de qualidade VA HRPP de 2011, informámos anteriormente que as instalações com um grande programa de investigação em seres humanos (com mais de 200 protocolos de investigação em seres humanos) não tiveram um desempenho tão bom como as instalações com programas de investigação médios (entre 50 e 200 protocolos) ou pequenos (menos de 50 protocolos).[15]

Como mostra a Tabela 3, em média, aproximadamente 27 instalações por ano tinham um pequeno programa de investigação, 35 instalações por ano tinham um programa de investigação médio e 29 instalações por ano tinham um grande programa de investigação. As instalações com um programa de investigação médio registaram a taxa de caducidade mais elevada nas revisões contínuas do CRI (7,30%), enquanto as instalações com um programa de investigação pequeno registaram a taxa de caducidade mais baixa (3,99%). No entanto, não houve diferenças estatisticamente significativas entre os três grupos utilizando o teste t de Student com correção de Bonferroni para comparações múltiplas (após correção de Bonferroni para comparações múltiplas, [n = 3], para ser considerado estatisticamente significativo, o valor de p tem de ser < 0,017). Assim, o tamanho dos programas de pesquisa com seres humanos não teve correlação com as taxas de lapso de revisão contínua do CRI das instituições.

Instalações com Altas Taxas de Lapso nas Revisões Contínuas do CRI. Uma vez que nem os tipos de CRI utilizados nem a dimensão dos programas de investigação em seres humanos tiveram efeitos significativos nas taxas de caducidade das revisões contínuas dos CRI, concentrámo-nos então nas instalações com uma taxa de caducidade elevada, ou seja, superior a 10%. Como mostra a Tabela 4, em média, 55 estabelecimentos (60,22%) relataram, a cada ano, nenhum lapso (0%) nas revisões contínuas do CRI, 17 (18,27%) e 20 (21,51%) estabelecimentos relataram, a cada ano, taxas de lapso de revisão contínua do CRI de > 0% - 10% e > 10%, respetivamente.

A análise dos estabelecimentos com uma taxa de caducidade > 10% de 2010 a 2013 revelou que 25 estabelecimentos tiveram uma taxa de caducidade > 10% uma vez de 2010 a 2013, 10 estabelecimentos tiveram uma taxa de caducidade > 10% duas vezes nestes quatro anos, 6 estabelecimentos tiveram uma taxa de caducidade > 10% em três dos quatro anos e 4 estabelecimentos tiveram uma taxa de caducidade > 10% nos quatro anos.

Figura 1. Comparação das taxas de caducidade das revisões contínuas do CRI, dos âmbitos de prática do pessoal de investigação e dos requisitos de formação de 2010 a 2013

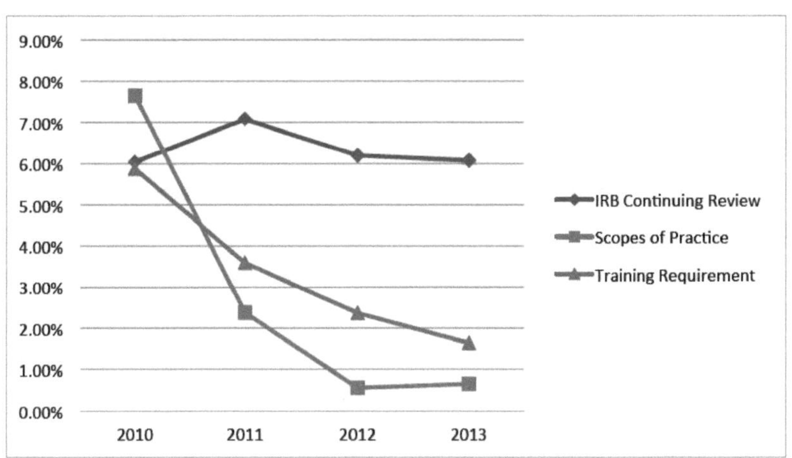

Tabela 2. Lapso nas revisões contínuas de acordo com os tipos de CRI utilizados

Tipos de IRB	2010	2011	2012	2013	Média (DP)
IRB próprio do VA					
Número de instalações	41	50	49	51	47.8 (5.6)
Taxas de caducidade	5.12%	8.14%	6.31%	5.77%	6.33% (1.30%)*
Outro IRB do VA					
Número de instalações	9	12	13	15	12.3 (2.5)
Taxas de caducidade	1.92%	10.20%	10.26%	3.16%	6.39% (4.47%)
IRB afiliado					
Número de instalações	30	33	31	33	31.8 (1.5)
Taxas de caducidade	7.63%	5.51%	5.69%	6.88%	6.43% (1.01%)

*valores **p**: 0,9835 (IRB próprio do VA vs. outro IRB do VA); 0,9139 (IRB próprio vs. IRB afiliado); e 0,9858 (IRB de outro VA vs. IRB afiliado)

Tabela 3. Lapso nas revisões contínuas de acordo com os tamanhos dos programas

Dimensão dos programas	2010	2011	2012	2013	Média (DP)
Pequeno (<50 protocolos)					
Número de instalações	25	28	26	30	27.2 (2.2)
Taxas de caducidade	3.95%	3.18%	6.47%	2.35%	3.99%

(1.78%)*					
Médio (50-200 protocolos)					
Número de instalações	31	38	36	36	35.2 (3.0)
Taxas de caducidade	7.18%	5.52%	8.48%	8.03%	7.30%
(1.30%)					
Grande (> 200 protocolos)					
Número de instalações	24	29	31	33	29.3 (3.9)
Taxas de caducidade	5.44%	8.59%	4.99%	5.45%	6.12%
(1.66%)					

*valores p: 0,0221 (pequeno vs. médio); 0,1245 (pequeno vs. grande); e 0,2973 (médio vs. grande)

Tabela 4. Número de instalações com várias taxas de caducidade da revisão contínua do CRI

Taxas de caducidade	2010	2011	2012	2013	Média (DP)
0%					
Número de instalações	55	50	51	64	55 (6.4)
Percentagem	68.75%	52.63%	54.84%	64.65%	60.22% (7.72%)
>0% - 10%					
Número de instalações	8	20	25	15	17 (7.3)
Percentagem	10.00%	21.05%	26.88%	15.15%	18.27% (7.30%)
>10%					
Número de instalações	17	25	17	20	19.8 (3.8)
Percentagem	21.25%	26.32%	18.28%	20.20%	21.51% (3.43%)

Discussão

Os dados apresentados neste relatório demonstram que as taxas de lapso na revisão contínua do IRB nas instalações de investigação da VA permaneceram relativamente constantes, acima de 6,0%, durante um período de quatro anos, de 2010 a 2013. Em contrapartida, menos de 0,20% dos investigadores continuaram as actividades de investigação, excluindo as actividades consideradas pelos CRI como sendo do interesse dos sujeitos já inscritos, durante os lapsos. Assim, a maioria dos investigadores interrompeu as actividades de investigação quando a aprovação do CRI expirou. Descobrimos também que os tipos de CRI utilizados ou a dimensão dos programas de investigação em seres humanos não tinham uma correlação óbvia com o lapso da instalação nas revisões contínuas do CRI. No entanto, cerca de 20% das instalações com protocolos que requerem revisões contínuas do CRI tinham taxas de caducidade de revisões contínuas do CRI superiores a 10% por ano. Além disso, algumas instalações pareciam ser reincidentes: um total de 10 instalações tinham taxas de lapso de revisão contínua do CRI > 10% em pelo menos três dos quatro anos de 2010 a 2013, sugerindo problemas sistémicos nestas instalações. Consequentemente, exigimos que estas 10 instalações desenvolvessem planos de ação corretiva para melhorar as suas revisões contínuas do CRI.

A ausência de melhorias nas taxas de caducidade da revisão contínua do CRI de 2010 a 2013 é surpreendente, tendo em conta que, durante o mesmo período, se registaram melhorias significativas nas taxas de caducidade dos âmbitos de prática do pessoal de investigação e dos requisitos de formação, apesar de as três taxas terem sido igualmente elevadas em 2010. Já informámos anteriormente que, num total de 19 indicadores de desempenho do VA HRPP com todos os dados de três anos disponíveis, 10 não registaram melhorias e 9 registaram melhorias acentuadas durante um período de três anos, de 2010 a 2012. Das 10 métricas de desempenho que não registaram qualquer melhoria, todas, exceto 2 (lapsos nas revisões contínuas do IRB e requisitos de aprovação específicos da VA para investigação internacional e investigação envolvendo crianças e prisioneiros), tinham taxas de lapsos muito baixas em 2010 (menos de 1%), o que sugere que era difícil conseguir mais melhorias.[16] Poder-se-ia argumentar que, uma vez que as auditorias regulamentares dos protocolos, incluindo as auditorias dos lapsos nas revisões contínuas dos CRI, exigiam uma análise retrospetiva de três anos dos protocolos, as taxas de lapsos comunicadas anualmente para estas revisões contínuas poderiam conter resultados dos dois anos anteriores em alguns protocolos. Os dados relativos ao âmbito da prática do pessoal de investigação e aos requisitos de formação referem-se apenas a um ano, pelo que poderá demorar mais tempo a verificar melhorias nas taxas de caducidade das revisões contínuas do CRI do que nestas duas outras métricas, mesmo que as instalações tenham começado a melhorar estas revisões em 2011. No entanto, este facto não poderia explicar a falta de melhorias aqui comunicada, uma vez que os dados abrangem um período de quatro anos.

Em meados da década de 1990, tanto a FDA como o GAO comunicaram que o lapso nas revisões contínuas dos CRI era uma das constatações de não conformidade mais comuns.[17] Quase 20 anos mais tarde, verificámos que, entre os mais de 20 indicadores de desempenho do PPPH que estamos a monitorizar, o lapso nas revisões contínuas dos CRI continua a ser um dos mais elevados. Pensamos que esta observação não é exclusiva das instalações de investigação do VA, uma vez que cerca de um terço das instalações do VA utilizam CRI de universidades afiliadas como CRI de registo. Além disso, as instalações que utilizam CRI universitários registaram taxas de caducidade das revisões contínuas do CRI semelhantes às das instalações que utilizam CRI do VA. Na década de 1990, especulou-se que os CRI sobrecarregados com apoio institucional inadequado poderiam ser a causa das elevadas taxas de caducidade na revisão contínua dos CRI.[18] Isto ainda pode contribuir para a causa das elevadas taxas de caducidade da revisão contínua dos CRI atualmente, embora se acredite geralmente que as cargas de trabalho dos CRI e o apoio institucional tenham melhorado consideravelmente desde então.[19] Estamos particularmente preocupados com a falta de melhorias num período de quatro anos, uma vez que todos os anos fornecemos os resultados dos dados dos indicadores de qualidade do PPPH às instalações para efeitos de melhoria da qualidade. Para além disso, apenas um número relativamente pequeno de instituições é responsável pelas elevadas taxas globais de caducidade das revisões contínuas do CRI.

O Gabinete para a Proteção da Investigação em Seres Humanos do

Departamento de Saúde e Serviços Humanos recomenda que, para cumprir os requisitos regulamentares e evitar o lapso nas revisões contínuas do CRI, um determinado CRI e o investigador devem planear antecipadamente para garantir que a revisão contínua e a reaprovação da investigação ocorrem antes do final do período de aprovação especificado pelo CRI. O CRI deve ter procedimentos escritos que avisem o investigador com antecedência suficiente para garantir que os requisitos para a revisão contínua sejam cumpridos até à data em que a aprovação expiraria. O CRI deve desenvolver procedimentos administrativos, como o uso de sistemas de rastreamento computadorizados, para minimizar qualquer expiração não intencional da aprovação do CRI. No entanto, é da responsabilidade do investigador fornecer atempadamente a informação de que o CRI necessita para desempenhar as suas funções de revisão contínua, e quaisquer avisos do CRI ao investigador sobre o fornecimento desta informação são uma cortesia.[20] Assim, o cumprimento bem sucedido dos requisitos de revisão contínua do CRI depende da colaboração e cooperação dos CRI e dos investigadores. Esperamos que a disponibilização anual de dados de monitorização da revisão contínua do CRI em às instituições as ajude a desenvolver estratégias para melhorar as suas taxas de cumprimento.

Min-Fu Tsan, MD, PhD, era diretor executivo adjunto do Gabinete de Supervisão da Investigação no Departamento de Assuntos dos Veteranos na altura deste estudo, e **Yen Nguyen, Pharm D,** é farmacêutico de investigação no Gabinete de Supervisão da Investigação no Departamento de Assuntos dos Veteranos.

Declaração de exoneração de responsabilidade

Os pontos de vista apresentados neste relatório são da responsabilidade dos autores e não representam necessariamente os pontos de vista do Departamento dos Assuntos dos Veteranos.

Agradecimentos

Os autores gostariam de agradecer a J. Thomas Puglisi, PhD, diretor executivo do Gabinete de Supervisão da Investigação do Departamento de Assuntos dos Veteranos, pelo seu apoio a este projeto e a todos os responsáveis pela conformidade da investigação do VA pelos seus contributos na realização das auditorias e na recolha dos dados apresentados neste relatório.

Referências

1. Departamento de Saúde e Serviços Humanos. Proteção dos Sujeitos Humanos. Subparte A. Política básica do HHS para a proteção dos sujeitos de investigação humanos. 45 CFR 46.

2. Ver ref.1; Department of Veteran Affairs. Requisitos para a proteção dos sujeitos humanos na investigação. *VHA Handbook* 1200.05, 2010. http://www1.va.gov/vhapublications/.

3. Departamento de Saúde e Serviços Humanos, Gabinete para a Proteção da Investigação Humana. *Orientações sobre a revisão contínua da investigação pelo IRB.* 2010. http://www.hhs.gov/ohrp/policy/.

4. Nightingale SL. Uma atualização da FDA. Discurso plenário na Conferência PRIM&R IRB, 20 de outubro de 1995. Boston, Massachusetts.

5. Gabinete de Responsabilização do Governo. *Scientific Research - Continued Vigilance Critical to Protecting Human Subjects (Investigação Científica - Vigilância Contínua - Crítica para a Proteção dos Sujeitos Humanos).* GAO/HEHS- 96-72. 1996.

6. Steinbroo k R. Improving protection for research subjects. *NEJM* 2002;346:1425-30.

7. Tsan MF, Smith K, Gao B. Assessing the quality of human research protection programs: The experience at the Department of Veterans Affairs. *IRB: Ethics & Human Research* 2010;32(4):16-19; Tsan MF, Nguyen Y, Brooks R. Using quality indicators to assess human research protection programs at the Department of Veterans Affairs. *IRB: Ethics & Human Research* 2013;35(1):10-14; Tsan MF, Nguyen Y, Brooks R. Assessing the quality of VA human research protection programs: VA vs. conselho de revisão institucional da universidade afiliada. *Journal of Empirical Research on Human Research Ethics* 2013;8:153- 160; Nguyen Y, Brooks R, Tsan MF. Programas de proteção da investigação em seres humanos no Departamento de Assuntos dos Veteranos: Indicadores de qualidade e tamanho do programa. *IRB: Ethics & Human Research* 2014;36(4):16-20; Tsan MF, Nguyen Y, Brooks R. Using quality indicators to assess and improve human research protection programs: Experience of the Department of Veterans Affairs. *Federal Practitioner.* A ser publicado em 2015.

8. Departamento de Assuntos dos Veteranos. Requisitos de comunicação da conformidade da investigação ents. *VHA Handbook* 1058.01, 2010. http://www1.va.gov/ vhapublications/.

9. Estas ferramentas estão disponíveis em http://www.va.gov/ORO/Research_Compliance_Education.a sp.)

10. Tsan MF, Puglisi JT. Actividades de operações de cuidados de saúde que podem constituir investigação - A perspetiva do Departamento dos Assuntos dos Veteranos. *IRB: Ética e Investigação em Seres Humanos* 2014;36(1):9-11.

11. Woodward M. *Epidemiologia. Study Design and Data Analysis.* Chapman and Hall/CRC, Londres. 1999.

12. Matthews DE, Farewell VT. *Using and understanding Medical Statistics.* 2ª edição. S. Karger AG, Basileia, Suíça. 1988.

13. Ver ref.2; Department of Veteran Affairs. 2010.

14. Ver ref. 7, Tsan et al. *Federal Practitioner.* A ser publicado. *i s.* Ver ref. 7, Nguyen et al. *IRB: Ethics & Human Research* 2 014.

16. Ver ref. 7, Tsan et al., *Federal Practitioner*, a publicar em 2015.

17. Ver refs. 4 e 5.

i s. Ver ref. 5.

19. Ver ref. 6.

20. Ver ref. 3.

Capítulo 8

Avaliação da qualidade dos programas de proteção da investigação em seres humanos para melhorar a proteção dos sujeitos humanos que participam em ensaios clínicos[12]

por

Min-Fu Tsan e Linda Tsan

Resumo

Introdução: As instituições que realizam investigação envolvendo seres humanos estabelecem programas de proteção da investigação em seres humanos para garantir os direitos e o bem-estar dos participantes na investigação, bem como para cumprir os requisitos éticos e regulamentares. É importante determinar se os programas de proteção da investigação em seres humanos atingiram estes objectivos.

Métodos: O Departamento de Assuntos dos Veteranos desenvolveu indicadores de qualidade e recolheu anualmente dados de indicadores de qualidade do programa de proteção da investigação em seres humanos das suas 108 instalações de investigação desde 2010.

Resultados: A análise dos dados dos indicadores de qualidade do programa de proteção da investigação em seres humanos do Departamento dos Assuntos dos Veteranos revelou que as

[12] Tsan MF, Tsan L. Avaliar a qualidade dos programas de proteção da investigação em seres humanos para melhorar a proteção dos sujeitos humanos que participam em ensaios clínicos. Clinical Trials 12(3):224-231, 2015. DOI: 10.1177/74077451/4668688. Direitos de autor © 2015 SAGE Publications. Reproduzido com a permissão da SAGE Publications e do coautor.

instalações que utilizam conselhos de revisão institucional de universidades afiliadas tiveram um desempenho tão bom como as que utilizam os seus próprios conselhos de revisão institucional do Departamento dos Assuntos dos Veteranos e que as instalações com pequenos programas de investigação, ou seja, menos de 50 protocolos de investigação em seres humanos, tiveram um desempenho pelo menos tão bom como as que têm programas de investigação maiores. Estes dados de indicadores de qualidade também forneceram às instalações do Departamento dos Assuntos dos Veteranos informações valiosas para a melhoria da qualidade. Muitos destes indicadores de qualidade melhoraram nos anos seguintes, e nenhum se deteriorou. As taxas de lapso nas revisões contínuas do comité de análise institucional mantiveram-se elevadas e relativamente constantes, acima dos 6,0%, durante um período de 4 anos, de 2010 a 2013.

Discussão: Os esforços futuros devem ser orientados para o desenvolvimento de um conjunto de indicadores de qualidade dos programas de proteção da investigação em seres humanos que reflictam verdadeiramente a qualidade dos programas de proteção da investigação em seres humanos, aplicáveis tanto às instituições do Departamento de Assuntos dos Veteranos como às instituições que não pertencem ao Departamento de Assuntos dos Veteranos, e para determinar se os programas de proteção da investigação em seres humanos de elevada qualidade, medidos através destes indicadores de qualidade, se traduzem em melhores protecções dos sujeitos humanos.

Palavras-chave

Proteção do ser humano, programa de proteção da investigação em seres humanos, conselho de revisão institucional, indicadores de qualidade, melhoria da qualidade

Introdução

A proteção dos seres humanos é uma parte integrante de todos os ensaios clínicos. A Política Federal para a Proteção dos Sujeitos Humanos,[1] também conhecida como Regra Comum, foi estabelecida com base nos princípios éticos do Relatório Belmont, ou seja, o respeito pelas pessoas, a beneficência e a justiça.[2] Ao abrigo da Regra Comum, o conselho de revisão institucional (IRB) é responsável pela revisão ética e pela aprovação (ou desaprovação) dos protocolos de investigação em seres humanos e fornece supervisão para garantir os direitos e o bem-estar dos sujeitos humanos que participam na investigação.[1] Embora o CRI facilite a proteção dos sujeitos da investigação em seres humanos, a sua supervisão, por si só, não é suficiente.[3,4] Para além dos CRI, os investigadores, as instituições, os voluntários da investigação, os patrocinadores da investigação e o governo federal partilham responsabilidades na proteção dos sujeitos da investigação.[3] Assim, as instituições que realizam pesquisas envolvendo seres humanos estabeleceram estruturas operacionais, chamadas de programas de proteção à pesquisa em seres humanos (PPPHs), para garantir os direitos e o bem-estar dos participantes da pesquisa, bem como para atender aos requisitos éticos e regulamentares.[3,5] O PPPH do Departamento de Assuntos dos Veteranos (VA) é um sistema abrangente que consiste numa variedade de indivíduos e comités, incluindo, entre outros, o responsável institucional, o diretor da administração da investigação, o responsável pela conformidade da investigação, o IRB, outros comités ou subcomités que tratam da proteção de seres humanos, investigadores, presidente e pessoal do IRB, pessoal de investigação e pessoal da farmácia de investigação.[5]

No final da década de 1990 e no início da década de 2000, vários programas de investigação de grandes instituições académicas financiados pelo governo federal foram suspensos devido ao incumprimento persistente e grave dos regulamentos federais, incluindo alguns que resultaram na morte de voluntários saudáveis.[6,7] Em resposta ao intenso escrutínio público, foram envidados esforços consideráveis para melhorar a proteção dos sujeitos de investigação.[6,8-10] Esses esforços incluíram, mas não se limitaram a, uma supervisão federal mais forte da pesquisa, credenciamento externo de PPPHs institucionais, maior apoio institucional aos CRIs e PPPHs, melhor treinamento para investigadores e membros do CRI, monitoramento e notificação mais rigorosos de eventos adversos e maior envolvimento dos participantes da pesquisa e do público.[10] No entanto, até o momento, não há dados que demonstrem que esses esforços tornaram a pesquisa em humanos mais segura.

A proteção dos sujeitos de investigação não pode ser medida diretamente, uma vez que a proteção dos sujeitos de investigação e o risco da investigação não são facilmente quantificáveis. Por outro lado, é possível avaliar a qualidade dos PPPHs devido à sua natureza orientada para o processo. Espera-se que os PPAR de elevada qualidade minimizem os riscos para os participantes na investigação, na medida do possível, mantendo a integridade da investigação.[11] Assim, a melhoria da qualidade dos PPAR pode conduzir a uma melhor proteção dos sujeitos humanos.

Uma análise da literatura, incluindo a pesquisa na base de dados PubMed da Biblioteca Nacional de Medicina dos EUA, revelou que apenas a VA publicou dados de indicadores de qualidade (QI) para os seus PPPHs recolhidos anualmente entre 2010 e 2013 das suas 108 instalações de investigação.[12-16] A Association for Accreditation of Human Research Protection Program Incorporated também recolheu dados de métricas de desempenho dos PPPHs das suas instituições acreditadas e publicou os dados no seu sítio Web,[17] mas nenhum foi publicado em revistas científicas revistas por pares. A nossa pesquisa da literatura científica não identificou quaisquer outros dados publicados de QI ou de métricas de desempenho do PPGR para quaisquer outras instituições. Nesta análise, comparámos os QIs do PPGH da VA e os indicadores de desempenho do PPGH da Association for Accreditation of Human Research Protection Program, Incorporated, resumimos os dados dos QIs do PPGH da VA e avaliámos o seu potencial impacto na qualidade dos PPGHs e na proteção dos sujeitos humanos.

Métodos

IQs de proteção da investigação e indicadores de desempenho

Para avaliar a qualidade de um PPPH, é necessário começar por desenvolver indicadores de qualidade ou indicadores de desempenho. Estes indicadores de qualidade ou de desempenho devem ser, pelo menos, semiquantificáveis, mensuráveis, práticos e relevantes para a proteção dos seres humanos. Em 2009, a VA desenvolveu um conjunto de 16 indicadores de qualidade para a avaliação dos seus PPPI através de um processo em três fases: primeiro, identificação de potenciais indicadores de qualidade; segundo, consulta interna e externa das partes interessadas e dos peritos em matéria de proteção dos seres humanos para obter sugestões e comentários; e, por último, análise e revisão dos indicadores de qualidade propostos tendo em conta as sugestões e comentários recebidos.[11] Para além de avaliar o processo e a infraestrutura dos PPPH, foram envidados esforços consideráveis para avaliar os resultados, incluindo os resultados que podem indicar que os sujeitos da investigação foram prejudicados ou que os seus direitos foram violados, bem como os factores que podem conduzir a danos para os sujeitos humanos.[11]

O quadro 1 enumera os 16 QIs do VA HRPP. A maioria dos IQs tem vários indicadores de desempenho. No entanto, na implementação final das IQ da VA, foram selecionadas 25 métricas de desempenho para a recolha de dados. A fim de distinguir os indicadores de desempenho dos IQ do PPGH da VA dos indicadores de desempenho do PPGH da Association for Accreditation of Human Research Protection Program, Incorporated, designámo-los, nesta análise, por indicadores de desempenho do PPGH da VA ou indicadores de desempenho da VA. Algumas das QIs da VA são específicas dos PPPHs da VA e não são aplicáveis a PPPHs que não sejam da VA. Para além da Regra Comum, os investigadores do VA devem cumprir os requisitos estabelecidos pelo VA. Por exemplo, no Sistema de Cuidados de Saúde da VA, o IRB é um subcomité do Comité de Investigação e Desenvolvimento (R&DC).[18] A investigação envolvendo seres humanos não pode ser iniciada até ter sido aprovada pelo IRB (a menos que esteja isenta da revisão do IRB) e pelo R&DC.[5,18]

Para efeitos de comparação, o Quadro 1 enumera também as 14 métricas de desempenho do PPPH da Association for Accreditation of Human Research Protection Program, Incorporated. Cada métrica de desempenho do PPPH da Association for Accreditation of Human Research Protection Program, Incorporated tem uma série de sub-métricas. Há pouca ou nenhuma sobreposição entre os indicadores de desempenho do PPPH da VA e os indicadores de desempenho da Association for Accreditation of Human Research Protection Program, Incorporated. De um modo geral, a Association for Accreditation of Human Research Protection Program Incorporated compilou dados de 183 organizações que são acreditadas pela organização, desde os tipos de investigação e conformidade com os regulamentos e orientações até aos recursos financeiros e humanos e tempos de revisão do CRI.[17]

Tabela 1. QIs do VA HRPP e métricas de desempenho do AAHRPP HRPP.

QIs VA HRPP	AAHRPP Métricas de desempenho do PPAR
1. Estatuto de acreditação do PPPH	1. Descrição geral da investigação efectuada ou supervisionada pelas organizações
2. Aprovação inicial dos protocolos de investigação em seres humanos pelo IRB e pelo R&DC	2. Tipos selecionados de investigação conduzidos ou supervisionados por organizações
3. Requisito de consentimento informado	3. Patrocinadores e reguladores da investigação
4. Requisito de autorização HIPAA	4. Controlo regulamentar da investigação
5. Suspensão por justa causa da investigação em seres humanos	5. Confiança no IRB
6. Eventos adversos graves relacionados com a investigação	6. Remuneração dos membros do IRB
7. Requisito de revisão contínua	7. Caraterísticas dos IRBs
8. Auditorias internas de protocolos	8. Tempos de revisão do IRB
9. Registo de indivíduos de acordo com os critérios de inclusão e exclusão	9. Desaprovação da investigação
10. Âmbito da prática e privilégios	10. Utilização da tecnologia
11. Investigação envolvendo populações vulneráveis	11. Recursos para o IRB
12. Protocolos de investigação internacionais	12. Auditorias ao PPPD efectuadas pelas organizações
13. Investigadores sancionados pela FDA devido a incumprimentos graves comunicados ao IRB	13. Desvios de protocolo e reclamações
14. Requisitos de educação ou formação do Investigador no âmbito do PPPH	14. Não-conformidade comunicada ao IRB
15. Presidentes e membros do IRB e do R&DC Requisitos de educação ou formação do PPPH	
16. Ensino da disciplina	

AAHRPP: Association for Accreditation of H uman Research Protection Program; FDA: Food and Drug Administration (Administração de Alimentos e Medicamentos); HIPAA: Health Insurance Portability and Accountability Act (Lei da Portabilidade e Responsabilidade dos Seguros de Saúde); HRPP: human research protection program (programa de proteção da investigação em seres humanos); IRB: institutional review board (conselho de revisão institucional); QI: quality indicator (indicador de qualidade); R&DC: Comité de Investigação e Desenvolvimento; VA: Department of Veterans Affairs (Departamento de Assuntos de Veteranos).

Utilizar os IQ para avaliar os PPPI

A incorporação de QIs no programa de garantia de qualidade do VA HRPP envolveu uma série de processos. Estes incluíram o desenvolvimento de ferramentas de auditoria baseadas em elementos de QIs,[19] a formação de oficiais de conformidade de investigação das instalações da VA para utilizarem as ferramentas de auditoria na realização de auditorias anuais de todos os documentos de consentimento informado, bem como auditorias regulamentares trienais de protocolos de investigação em seres humanos ao longo do ano,[20] a recolha anual de dados de QI através de um sistema de dados informatizado baseado na web, a análise dos dados de QI e o fornecimento de feedback às instalações para efeitos de melhoria da qualidade.[12-16]

Os dados de QI recolhidos incluem um total de 25 métricas de desempenho que avaliam a conformidade com o documento de consentimento informado e com os requisitos de autorização da Lei de Portabilidade e Responsabilidade dos Seguros de Saúde (HIPAA), a conformidade com os requisitos para a aprovação inicial dos protocolos de investigação em seres humanos pelo IRB e pelo R&DC, a conformidade com os requisitos de consentimento informado selecionados, a suspensão ou cessação por justa causa dos protocolos de investigação em seres humanos, os acontecimentos adversos graves relacionados com a investigação, a conformidade com os requisitos de revisão contínua, a inscrição de sujeitos de acordo com os critérios de inclusão e exclusão, os âmbitos de prática do pessoal de investigação, a formação em proteção da investigação em seres humanos do investigador, a investigação internacional e a investigação que envolve populações vulneráveis.[12-16]

Uma vez que não existem dados de IQ do PPAR não pertencentes ao VA disponíveis na literatura, não é possível comparar a qualidade dos PPAR do VA com os de instituições não pertencentes ao VA s. No entanto, estes dados de IQ do PRHP da VA oferecem a oportunidade de responder a uma série de questões importantes. Utilizámos os 25 dados de métricas de desempenho da VA para efetuar análises descritivas para avaliar três questões: (1) o efeito do tipo de IRB utilizado, (2) o efeito da dimensão dos programas de investigação em seres humanos e (3) as tendências dos dados de QI ao longo do tempo para avaliar a melhoria da qualidade.

Resultados

Efeito do tipo de IRB utilizado

Em 2010-2012, havia 107 instalações de VA e, em 2013, 108 instalações de VA que realizavam investigação envolvendo seres humanos. A maioria das instalações de VA está associada às escolas de medicina do país. Esta afiliação académica tem facilitado os cuidados aos doentes, a educação e as missões de investigação da VA, bem como as das escolas médicas afiliadas. Tem sido política da VA permitir que as instalações da VA estabeleçam os seus próprios CRI ou utilizem os serviços dos CRI das universidades afiliadas como CRI de registo.[5,18] Uma vez que a VA impõe requisitos adicionais para além dos regulamentos federais que regem a investigação em seres humanos, foi levantada a questão de saber se as instalações que utilizam os seus próprios CRI da VA e as instalações que utilizam os CRI das universidades afiliadas têm um desempenho diferente.

Com base nos dados de QI do VA HRPP de 2011, 52 instalações utilizaram os seus próprios IRBs do VA, enquanto 36 instalações utilizaram IRBs afiliados. Com base no número de protocolos de investigação em seres humanos activos, as instalações que utilizavam os seus próprios CRI do VA e as instalações que utilizavam CRI afiliados tinham dimensões comparáveis de programas de investigação em seres humanos, ou seja, 180 + 140 (+ desvio padrão) protocolos de investigação em seres humanos activos para instalações que utilizavam os seus próprios CRI do VA, em comparação com 188 +194 protocolos de investigação em seres humanos activos para instalações que utilizavam CRI afiliados (p = 0,8). Houve outras 19 instalações com pequenos programas de investigação em seres humanos (uma média de 14 protocolos) que utilizaram o VA IRB de outra instalação.[13]

A Tabela 2 apresenta uma comparação dos dados de QI do PPPH entre as instalações que utilizam os seus próprios IRBs VA e as que utilizam IRBs de universidades afiliadas. Embora algumas diferenças sejam estatisticamente significativas, as diferenças absolutas são pequenas (0,2%-2,7%) em todos os casos, sugerindo que não têm significado prático.[13] Estes dados apoiam a política da VA de que é aceitável que as instalações utilizem os seus próprios CRI da VA ou CRI de universidades afiliadas como CRI de registo.

Quadro 2. Efeito do tipo de IRB utilizado na qualidade do programa de proteção da investigação em seres humanos da VA.[a]

Medida de desempenho	IRB DO VA	IRB afiliado	valor p[b]
Número total de CDIs auditados	59,045	40,778	
1. Utilização de CDIs incorrectos	963 (1.63%)	508 (1.25%)	0.0000
2. Não assinado e datado pelos sujeitos	120 (0.20%)	157 (0.39%)	0.0000
Número total de autorizações HIPAA necessárias	56,960	38,187	
3. Número de autorizações HIPAA necessárias não obtidas	432 (0.76%)	951 (2.49%)	0.0000
Número total de protocolos de investigação em seres humanos auditados	1991	1503	
4. Realizada e concluída sem a aprovação do IRB	0 (0.00%)	2 (0.13%)	0.3608
5. Realizadas e concluídas sem a aprovação do R&DC	1 (0.05%)	4 (0.27%)	0.2226
6. Iniciada antes da aprovação do IRB	2 (0.10%)	0 (0.00%)	0.6067
7. Iniciado antes da aprovação do R&DC	2 (0.10%)	6 (0.40%)	0.1411
8. Protocolos suspensos	34 (1.71%)	9 (0.60%)	0.0053
9. Devido a preocupações com o ser humano	10 (0.50%)	6 (0.40%)	0.8464
10. Devido a preocupações relacionadas com o investigador	24 (1.21%)	3 (0.20%)	0.0015
11. Acontecimentos adversos locais considerados graves, imprevistos e relacionados com a investigação	35	7	0.0005
12. Resultou em hospitalização	9	1	0.0731
13. Resultou em morte	0	0	1.0000

Número de protocolos de investigação internacionais	2	0	
14. Sem a aprovação do CRADO	0 (0.00%)	0	1.0000
Número de protocolos que envolvem crianças	2	3	
15. Sem a aprovação do CRADO	1 (50%)	2 (67%)	0.7094
Número total de protocolos humanos que requerem revisões contínuas	1659	1234	
16. Caducou na revisão contínua do IRB	135 (8.14%)	68 (5.51%)	0.0078
17. Continuação das actividades de investigação durante o período de vigência	6 (0.36%)	0 (0.00%)	0.0888
Número total de histórias de casos analisadas	13,642	9272	
18. Não há documentação que comprove a obtenção de consentimento informado antes do início do procedimento do estudo	38 (0.28%)	1 (0.01%)	0.0000
19. Não há documentação que comprove o cumprimento dos critérios de inclusão	191 (1.40%)	35 (0.38%)	0.0000
20. Não há documentação que comprove o cumprimento dos critérios de exclusão	151 (1.11%)	16 (0.17%)	0.0000
Número total de pessoal de investigação revisto	7978	4172	
21. Sem âmbito de prática da investigação	201 (2.52%)	91 (2.18%)	0.2742
22. Trabalho fora do âmbito da prática	7 (0.09%)	2 (0.05%)	0 .6784
23. Formação exigida não actualizada	302 (3.79%)	139 (3.33%)	0.2230
24. Sem formação inicial	51 (0.64%)	41 (0.98%)	0.0496
25. Falta de formação contínua	251 (3.15%)	98 (2.35%)	0.0147

CRADO: Diretor de Investigação e Desenvolvimento; HIPAA: Health Insurance Portability and Accountability Act (Lei da Portabilidade e Responsabilidade dos Seguros de Saúde); CID: documento de consentimento informado; IRB: comité de revisão institucional; R&DC: Comité de Investigação e Desenvolvimento; VA: Department of Veterans Affairs (Departamento de Assuntos dos Veteranos).

[a] Com base nos dados de 2011 do indicador de qualidade do programa de proteção da investigação em seres humanos da VA.

[b] Determinado pelo teste do qui-quadrado. Um valor de p (VA IRB vs IRB afiliado) de \0,05 foi considerado estatisticamente significativo.

Efeito da dimensão dos programas de investigação em seres humanos

Tem sido motivo de preocupação o facto de as instalações com pequenos programas de investigação poderem não dispor de recursos suficientes para apoiar um PPPH vigoroso. Como resultado, as instalações com pequenos programas de investigação podem ter um desempenho diferente das instalações com programas de investigação de média e grande dimensão.

Com base nos nossos dados, 38 estabelecimentos tinham um

pequeno programa de investigação em seres humanos, definido como tendo < 50 protocolos de investigação em seres humanos activos; 39 estabelecimentos tinham um programa de investigação em seres humanos médio com 50-200 protocolos de investigação; e 30 estabelecimentos tinham um grande programa de investigação em seres humanos com> 200 protocolos de investigação.[14]

A Tabela 3 apresenta uma comparação dos dados de QI do PPPH entre instalações com programas de investigação em humanos de pequena, média e grande dimensão. Duas das 25 métricas de desempenho foram excluídas destas comparações devido ao número muito reduzido de protocolos envolvidos. Embora as tendências não sejam consistentes em todas as métricas, parece que os estabelecimentos com grandes programas de investigação não tiveram um desempenho tão bom como os estabelecimentos com programas de investigação pequenos ou médios.[14]

Tabela 3. Efeito da dimensão dos programas de investigação na qualidade do programa de proteção dos recursos humanos do VA [h(a)].

Performance metric	Small program (\50 protocols)	Medium program (50–200 protocols)	Large program (- 200 protocols)	p value[b]
Total number of ICDs audited	2576	25,249	73,007	
1. Incorrect ICDs used	19 (0.74%)	360 (1.43%)	1099 (1.51%)	0.0061
2. Not signed and dated by subjects	13 (0.50%)	50 (0.20%)	221 (0.30%)	0.0025
Total number of HIPAA authorization required	2234	24,666	69,016	
3. Number of required HIPAA authorization not obtained	22 (0.98%)	277 (1.12%)	1084 (1.57%)	0.0000
Total number of human research protocols audited	189	1337	2032	
4. Conducted and completed without IRB	0 (0.00%)	0 (0.00%)	2 (0.10%)	0.4717
5. Conducted and completed without R&DC approval	0 (0.00%)	I (0.07%)	4 (0.20%)	
6. Initiated prior to IRB approval	0 (0.00%)	1 (0.07%)	2 (0.10%)	0.4717
7. Initiated prior to R&DC approval	0 (0.00%)	1 (0.07%)	7 (0.34%)	0.2161
8. Protocols suspended or terminated	6 (3.17%)	13 (0.97%)	28 (1.38%)	0.0433
9. Due to human subject concerns	2 (1.06%)	5 (0.37%)	9 (0.44%)	0.4197
10. Due to investigator-related concerns	4 (2.12%)	8 (0.60%)	19 (0.94%)	0.0982
11. Local adverse events determined to be serious, unanticipated, and related to research	3	12	28	0.4018
12. Resulted in hospitalization	1	1	10	0.1110
13. Resulted in death	0	0	0	1.0000
Total number of research protocols requiring IRB continuing reviews	157	1178	1607	
14. Lapsed in IRB continuing reviews	5 (3.18%)	65 (5.52%)	138 (8.59%)	0.0010
15. Continued research activities during lapse	0 (0.00%)	5 (0.42%)	1 (0.06%)	0.0944
Total number of case histories reviewed	1705	1337	2032	
16. No documentation that informed consent was obtained prior to initiation of study procedures	0 (0.00%)	26 (0.26%)	13 (0.11%)	0.0000
17. No documentation that inclusion criteria was met	22 (1.29%)	75 (0.75%)	129 (1.08%)	0.0000
18. No documentation that exclusion criteria was met	23 (1.35%)	65 (0.65%)	79 (0.66%)	0.0000
Total number of research personnel records reviewed	550	4601	7087	
19. Without research scope of practice	15 (2.75%)	72 (1.53%)	207 (2.92%)	0.0000
20. Working outside of scope of practice	0 (0.00%)	3 (0.06%)	6 (0.08%)	0.7458
21. Required training not current	12 (2.18%)	95 (2.03%)	335 (4.73%)	0.0000
22. Without initial training	1 (0.18%)	45 (0.96%)	46 (0.65%)	0.0463
23. Lapse in continuing training	11 (2.00%)	50 (1.07%)	289 (4.08%)	0.0000

HIPAA: Health Insurance Portability and Accountability Act (Lei da Portabilidade e Responsabilidade dos Seguros de Saúde); CID: documento de consentimento informado; IRB: conselho de revisão institucional; R&DC: Comité de Investigação e Desenvolvimento; VA: Departamento de Assuntos dos Veteranos.

[a] Com base nos dados de 2011 do indicador de qualidade do programa de proteção da investigação em seres humanos da VA.

[b] Determinado pelo teste do qui-quadrado utilizando tabelas de contingência 2 x 3. Um valor de p (pequeno vs médio vs grande) de <0,05 foi considerado estatisticamente significativo.

Tendências dos dados de QI ao longo do tempo

O principal objetivo da recolha de dados de QI é promover a melhoria da qualidade. Todos os anos, as instalações de investigação do VA recebem os seus próprios dados de QI, juntamente com as médias nacionais e da rede, para que cada instalação saiba qual é a sua posição a nível nacional e da rede (as instalações do VA estão agrupadas geograficamente em 21 Redes de Serviços Integrados para Veteranos). Assim, as instalações podem identificar os seus pontos fortes e fracos e adotar medidas de melhoria da qualidade em conformidade.

A nível nacional, os dados de QI do PPH são também analisados para determinar se existe alguma melhoria ao longo dos anos. Com base nos dados de QI de 2010-2012, de um total de 25 métricas de desempenho da VA, 18 tinham todos os dados de 3 anos disponíveis para análise, enquanto 7 métricas de desempenho não tinham dados de 2010. Como mostra a Tabela 4, para muitas das métricas de desempenho, foram observadas taxas de QI inferiores a 1% em 2010. Consequentemente, com uma taxa de desempenho tão elevada, foi difícil obter mais melhorias nos anos seguintes. Das nove métricas de desempenho que apresentaram diferenças estatisticamente significativas, todas registaram melhorias que variaram entre 25% e 92%; nenhuma registou uma deterioração.[15]

Um QI que precisa de ser melhorado é o lapso na revisão contínua do IRB. Como se pode ver na Figura 1, as taxas de caducidade da revisão contínua do CRI nas instalações de investigação da VA mantêm-se relativamente constantes, acima dos 6,0%, num período de 4 anos, de 2010 a 2013. Em contraste, as taxas de caducidade de requisitos de prática e formação do pessoal de investigação, que tinham taxas elevadas semelhantes em 2010, melhoraram acentuadamente de 2011 a 2013.[16] A análise dos dados de QI da revisão contínua do CRI revelou que os tipos de CRI utilizados, ou seja, o CRI do VA ou o CRI de uma universidade afiliada, ou as dimensões dos programas de investigação em seres humanos não tinham qualquer correlação com as taxas de caducidade da revisão contínua do CRI da instalação. Enquanto aproximadamente 60% das instalações com protocolos que requerem revisões contínuas do CRI não tiveram nenhum lapso nas revisões contínuas do CRI, aproximadamente 20% das instalações tiveram taxas de lapso de>

10% por ano. Dez instalações registaram taxas de caducidade de> 10% em pelo menos 3 de 4 anos, de 2010 a 2013, o que sugere um problema de sistema que exige medidas corretivas para melhorar os seus processos de revisão contínua do CRI.[16]

Tabela 4. Dados de 2010-2012 do indicador de qualidade do programa de proteção da investigação em seres humanos da VA[a].

Medida de desempenho	2010	2011	2012	valor p[b]
Número total de CDIs auditados	89,216	100,832	99,013	
1. Utilização de CDIs incorrectos	2143 (2.40%)	1478 (1.46%)	1806 (1.82%)	0.000
2. CIDs não assinados e datados pelos sujeitos	197 (0.22%)	284 (0.28%)	201 (0.20%)	0.732
Número total de protocolos de investigação em seres humanos auditados	2102	3558	4249	
3. Realizadas e concluídas sem a aprovação do IRB	1 (0.05%)	2 (0.06%)	1 (0.02%)	0.545
4. Realizadas e concluídas sem a aprovação do R&DC	3 (0.14%)	5 (0.14%)	9 (0.21%)	0.443
5. Iniciado antes da aprovação do IRB	2 (0.10%)	2 (0.06%)	4 (0.09%)	0.856
6. Iniciado antes da aprovação do R&DC	9 (0.43%)	8 (0.22%)	16 (0.38%)	0.918
7. Número de protocolos suspensos	83 (2.79%)	47 (1.32%)	63 (1.48%)	0.000
8. Devido a preocupações com o ser humano	25 (0.84%)	16 (0.45%)	31 (0.73%)	0.794
9. Devido a preocupações relacionadas com o investigador	40 (1.34%)	31 (0.87%)	32 (0.75%)	0.015
Número de protocolos de investigação internacionais	4	2	8	
10. Sem a aprovação do CRADO	2 (50%)	0 (0%)	2 (25%)	0.623
Número total de protocolos de investigação em seres humanos que exigem revisões contínuas do IRB	1606	2942	3411	
11. Caducou nas revisões contínuas do IRB	97 (6.04%)	208 (7.07%)	209 (6.13%)	0.732
12. Continuação das actividades de investigação durante o período de espera	2 (0.12%)	6 (0.20%)	4 (0.12%)	0.717
Número total de histórias de casos analisadas	11,387	23,657	26,291	
13. Consentimento informado não obtido antes do início do estudo	249 (2.19%)	39 (0.16%)	91 (0.35%)	0.000
Número total de pessoal de investigação revisto	6787	12,328	16,598	
14. Sem âmbito de prática da investigação	519 (7.65%)	294 (2,3 8%)	92 (0.55%)	0.000
15. Trabalhar fora do âmbito da prática da investigação	0 (0.15%)	9 (0.07%)	7 (0.04%)	0.012
16. Formação exigida não actualizada	398 (5.86%)	442 (3.59%)	393 (2.37%)	0.000
17. Sem formação inicial	103 (1.52%)	92 (0.75%)	73 (0.44%)	0.000

18. Falta de formação contínua	303 (4.46%)	350 (2.84%)	320 (1.93%)	0.000

CRADO: Chief Research and Development Officer; ICD: documento de consentimento informado; IRB: institutional review board; R&DC: Comité de Investigação e Desenvolvimento; VA: Departamento de Assuntos dos Veteranos.

[a] Com base nos dados do indicador de qualidade do programa de proteção da investigação em seres humanos da VA de 2010-2012. Só foram incluídos na análise os dados relativos a todos os três anos.

[b] Determinado pelo teste do qui-quadrado de Mantel-Haenszel para tendência. Um valor de p <0,05 foi considerado estatisticamente significativo.

Figura 1. Comparação das taxas de caducidade das revisões contínuas do CRI, dos âmbitos de prática do pessoal de investigação e dos requisitos de formação de 2010 a 2013.

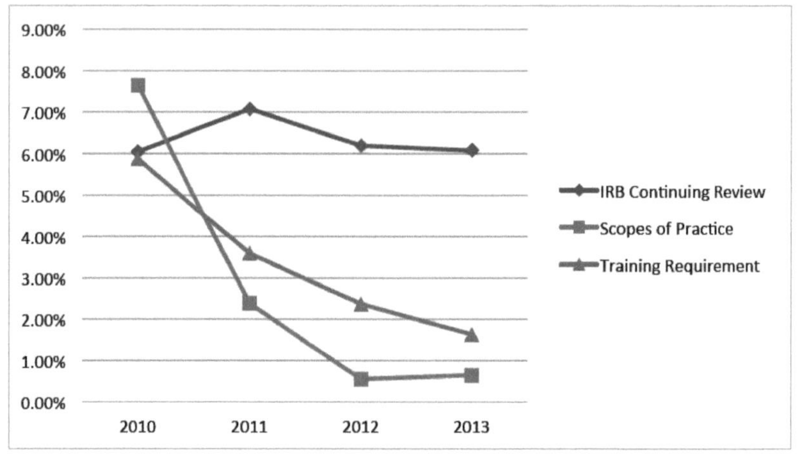

Fonte: Reproduzido de Tsan e Nguyen[16] com a autorização dos autores e do editor.

IRB: comité de revisão institucional.

Discussão

O estabelecimento de um PPPH é o sistema atual que praticamente todas as instituições nos Estados Unidos que realizam investigação envolvendo seres humanos utilizam para proteger os direitos e o bem-estar dos participantes na investigação e para cumprir os requisitos éticos e regulamentares. Claramente, há uma necessidade de medir e avaliar a qualidade dos PPPHs, de modo a que possa ser feita uma melhoria contínua da qualidade para maximizar a proteção daqueles que contribuem para o avanço da medicina ao voluntariarem-se para participar na investigação clínica como sujeitos experimentais. A experiência da VA nos últimos anos, tal como resumida nesta revisão, demonstra não só a viabilidade de uma avaliação sistemática da qualidade dos PPPHs, mas também os benefícios dessa monitorização na melhoria da qualidade dos PPPHs.

Através do desenvolvimento e implementação dos IQ do PPAR da VA, a avaliação anual da qualidade dos PPAR da VA torna-se um processo contínuo de melhoria da qualidade. além de identificar áreas de melhoria, ajudou a VA a responder a questões políticas importantes, incluindo se os tipos de IRBs, ou seja, IRB da VA ou IRB da universidade afiliada, e a dimensão dos programas de investigação em seres humanos têm algum impacto na qualidade dos PPARs da VA.[13,14] Também forneceu às instalações da VA dados valiosos para a melhoria da qualidade. De facto, a análise dos dados de QI do VA HRPP mostrou que muitos dos QIs melhoraram nos anos subsequentes, e nenhum se deteriorou.[15]

Na década de 1990, a Food and Drug Administration identificou o lapso nas revisões contínuas dos CRI como uma das deficiências mais comuns.[21] Um relatório do Government Accountability Office de 1996 também constatou que as revisões contínuas dos CRI eram normalmente superficiais ou não eram efectuadas de todo e especulou que a causa subjacente a esta deficiência era o facto de muitos CRI estarem sobrecarregados de trabalho e não terem o apoio necessário das suas instituições.[22] Agora, quase 20 anos mais tarde, apesar de uma supervisão federal mais forte da investigação, de um maior apoio institucional aos CRI e de uma melhor formação dos investigadores e dos membros dos CRI,[10] o lapso nas revisões contínuas dos CRI continua a ser o maior problema de QI não compl iante da VA. Pareceu resistente aos esforços de melhoria da qualidade, uma vez que as taxas de caducidade das revisões contínuas do CRI se mantiveram relativamente constantes, acima dos 6,0%, durante um período de 4 anos, de 2010 a 2013.[16] Poderão ser necessárias abordagens inovadoras para melhorar a caducidade das revisões contínuas do CRI.

Existem, no entanto, algumas limitações no nosso trabalho. Em primeiro lugar, o nosso estudo foi essencialmente um estudo descritivo simples, concebido para descobrir a situação atual dos PPAR da VA. Não foi concebido para descobrir porque é que algumas instalações não estavam a ter um desempenho tão bom como outras, ou porque é que determinadas métricas de desempenho, como as taxas de revisão contínua do CRI, não tinham um desempenho tão bom como outras. Consequentemente, não nos foi possível recomendar as melhores práticas às instituições para a melhoria da qualidade. Em segundo lugar, as nossas análises dos dados de QI foram em grande parte descritivas, sem análises inferenciais rigorosas para controlar potenciais factores de confusão. Por último, existem potenciais limitações devido à subnotificação de incumprimentos. No entanto, isto é improvável porque os dados foram recolhidos a partir de auditorias independentes dos responsáveis pela conformidade da investigação a documentos de consentimento informado e auditorias de protocolos regulamentares. Na VA, os responsáveis pela conformidade da investigação respondem diretamente aos funcionários institucionais e funcionam independentemente do Serviço de Investigação.[20] Também é possível que algumas instalações estivessem sistematicamente a "jogar" para fazer com que os seus programas parecessem melhores. Por exemplo, é possível que alguns CRI se tornem menos susceptíveis de suspender um protocolo que deveria ter sido suspenso. Embora as possibilidades acima não possam ser completamente excluídas, acreditamos que são improváveis. Em primeiro lugar, nem todas as IQ foram melhoradas. Nomeadamente, o lapso nas revisões contínuas do CRI manteve-se elevado e inalterado de 2010 a 2013. Além disso, a VA efectua revisões de rotina no local de todos os PPPH das instalações e verificou de forma independente as melhorias observadas nestes dados de IQ.[15]

Duas questões fundamentais continuam por responder. Quais são os melhores QIs de PPPH? Os PPPHs de alta qualidade, medidos através destes IQs, proporcionam efetivamente uma melhor proteção dos sujeitos humanos? Os QIs do PPFH do VA incluem uma série de requisitos específicos do VA, que não são aplicáveis aos PPFH de instituições não VA. Idealmente, deveria ser desenvolvido um conjunto de IQ uniformes para o PPPH, aplicáveis tanto a instituições do VA como a instituições que não são do VA, e que reflectissem a verdadeira qualidade dos PPPH. Esses IQ do PPH permitiriam a comparação dos dados do IQ do PPH entre várias instituições. Do mesmo modo, para determinar se os PPPH de alta qualidade proporcionam uma melhor proteção das pessoas, devem ser estabelecidos parâmetros para avaliar a proteção das pessoas. Atualmente, esses parâmetros não estão disponíveis. O cumprimento dos regulamentos federais e dos princípios éticos que regem a proteção dos sujeitos humanos não garante a segurança dos sujeitos humanos que participam na investigação. Os esforços futuros devem ser direcionados para estas duas áreas.

Agradecimentos

Os autores agradecem a J. Thomas Puglisi, PhD, Diretor Executivo, Office of Research Oversight, Department of Veterans Affairs, pela sua revisão crítica do manuscrito.

Declaração de conflito de interesses

Os pontos de vista apresentados nesta revisão são da responsabilidade dos autores e não representam necessariamente os pontos de vista do Departamento de Assuntos dos Veteranos.

Financiamento

Esta investigação não recebeu qualquer subvenção específica de qualquer agência de financiamento dos sectores público, comercial ou sem fins lucrativos.

Referências

1. Departamento de Saúde e Serviços Humanos. *Política Federal para a Proteção dos Sujeitos Humanos.* 45 Código de Regulamentos Federais (CFR) 46, 1991.

2. Comissão Nacional para a Proteção dos Sujeitos Humanos da Investigação Biomédica e Comportamental. *The Belmont report: ethical principles and guidelines for the protection of human subjects of research.* Washington, DC: Government Printing Office, 1979.

3. Instituto de Medicina. *Preserving public trust: accreditation and human research participant protection programs [Preservar a confiança do público: acreditação e programas de proteção dos participantes na investigação em seres humanos].* Washington, DC: National Academic Press, 2001.

4. Anderson JA, Sawatzky-Girling B, McDonald M, et al. Ética na investigação em sentido lato: para além da revisão do REB. *Health Law Review* 2011; 19: 12-24.

5. Departamento de Assuntos dos Veteranos. *Requisitos para a proteção dos sujeitos humanos na investigação.* VHA Handbook 1200.05, http://www1.va.gov/vhapublications/ (2012, acedido em 1 de maio de 2014).

6. Kizer KW. *Statement on oversight in the Veterans Health Administration before the Subcommittee on Veterans' Affairs.* Washington, DC: Câmara dos Representantes dos EUA, 1999.

7. Steinbrook R. Protecting research subjects-the crisis at Johns

Hopkins (Proteção dos sujeitos de investigação - a crise na Johns Hopkins). *N Engl J Med* 2002; 346: 716-720.

8. Kranish M. System for protecting humans in research faulted (Sistema de proteção dos seres humanos na investigação). *Boston Globe,* 25 de março de 2002, p. A1.

9. Shalala D. Protecting research subjects - what must be done. *N Engl J Med* 2000; 343: 808-810.

10. Steinbrook R. Improving protection for research subjects (Melhorar a proteção dos sujeitos de investigação). *N Engl J Me* d 2002; 346: 1425-1430.

11. Tsan MF, Smith K e Gao B. Avaliar a qualidade dos programas de proteção da investigação em seres humanos: a experiência do Departamento de Assuntos dos Veteranos. *IRB* 2010; 32: 16-19.

12. Tsan MF, Nguyen Y e Brooks R. Utilização de indicadores de qualidade para avaliar os programas de proteção da investigação em seres humanos no Departamento de Assuntos dos Veteranos. *IRB* 2013; 35: 10-14.

13. Tsan MF, Nguyen Y e Brooks R. Avaliação da qualidade dos programas de proteção da investigação em seres humanos da VA: VA vs. conselho de revisão institucional da universidade afiliada. *J Empir Res Hum Res Ethics* 2013; 8: 153-160.

14. Nguyen Y, Brooks R e Tsan MF. Programas de proteção da investigação em seres humanos no Departamento de Assuntos dos Veteranos: indicadores de qualidade e dimensão do programa. *IRB* 2014; 36: 16-19.

15. Tsan MF, Nguyen Y e Brooks R. Using quality indicators to assess and improve human research protection programs: experience of the Department of Veterans Affairs. *Fed Prac,* no prelo.

16. Tsan MF and Nguyen Y. Lapse in institutional review board continuing review approval. *IRB,* no prelo.

17. Associação para a Acreditação de Programas de Proteção da Investigação em Seres Humanos. 2012 metrics on HRPP performance for academic institutions, https://www.aahrpp.org/apply/ resources/metrics- on-hrpp-performance (2013, acedido em 1 de maio de 2014).

18. Departamento de Assuntos dos Veteranos. *Comité de Investigação e Desenvolvimento.* VHA Handbook 1200.01, http:// www1.va.gov/vhapublications/ (2009, acedido em 1 de maio de 2014).

19. Research Compliance Officer Audit Tools, Office of Research Oversight, Department of Veterans Affairs, http://www.va.gov/ORO/Research_Compliance_Education .asp (2013, acedido em 1 de maio de 2014).

20. Departamento dos Assuntos dos Veteranos. *Research Compliance Reporting Requirements.* VHA Handbook 1058.01, http:// www1.va.gov/vhapublications/ (2010, acedido em 1 de maio de 2014).

21. Nightingale SL. Uma atualização da FDA. *Discurso plenário na conferência PRIM&R IRB,* Boston, MA, 20 de outubro de 1995.

22. Gabinete de Responsabilização do Governo. *Investigação científica - vigilância contínua essencial para a proteção dos sujeitos humanos.* GAO/HEHS-96-72, 1996.

Capítulo 9

Melhorar as taxas de caducidade das revisões contínuas do CRI: A experiência do Departamento de Assuntos dos Veteranos[13]

por

Yen Nguyen, Michael Grabenbauer e Min-Fu Tsan

Uma função importante dos comités de análise institucionais (IRBs) é a realização de revisões contínuas da investigação aprovada em seres humanos, pelo menos uma vez por ano, conforme exigido pela Regra Comum.[1] Através dessas revisões, os IRBs fornecem uma supervisão contínua da investigação para garantir que esta é realizada de acordo com o protocolo aprovado I, que os eventos adversos são comunicados e que os seres humanos são protegidos.

Os investigadores têm de interromper todas as actividades de investigação quando a aprovação da revisão contínua do CRI não ocorre antes da data de expiração da aprovação existente do CRI, sendo a única exceção quando o CRI determina que é do interesse dos sujeitos já inscritos continuar a participar na investigação.[2] Os investigadores e os CRI partilham, assim, responsabilidades pela conclusão atempada do processo de revisão contínua. No entanto, apesar da importância da revisão contínua do CRI, pouco se sabe sobre os factores que podem contribuir para os lapsos na mesma ou sobre como prevenir ou reduzir esses lapsos numa instituição.

Tal como dois de nós (YN e M-F T) referem num artigo de 2015 nesta

---

[13] Nguyen Y, Grabenbauer M, Tsan MF. Improving rates of lapse in institutional review board continuing reviews: The Department of Veterans Affairs' experience. *IRB: Ética e Investigação Humana,* 38(4): 17-20, 2016. Direitos de autor © 2016 the Hastings Center. Reproduzido com a autorização do Hastings Center e dos co-autores.

revista,[3] as revisões contínuas inadequadas ou tardias dos protocolos de investigação em seres humanos activos por parte dos CRI foram uma das deficiências mais comuns identificadas pela Food and Drug Administration dos EUA na década de 1990.[4] Foi ainda referido que as revisões contínuas dos CRI eram tipicamente superficiais ou não eram feitas de todo, em parte, porque muitos CRI estavam sobrecarregados de trabalho e não tinham apoio das suas instituições.[5] Mais recentemente, Norton e Wilson referiram que apenas 87,4% dos conselhos de ética para a investigação (CEI) canadianos efectuavam uma análise ética contínua dos estudos aprovados, apesar de a Canadian Tri-Council Policy Statement on Ethical Conduct for Research Involving Humans afirmar que, no mínimo, os CEI devem analisar os relatórios anuais dos investigadores.[6] Entre um total de 25 métricas de desempenho monitorizadas pela Administração de Saúde dos Veteranos do Departamento de Assuntos dos Veteranos (VA) dos EUA, o lapso na aprovação da revisão contínua do CRI teve a taxa de incumprimento mais elevada e manteve-se constante a uma taxa de mais de 6% de 2010 a 2013.[7] Embora a maioria (60%) das instalações de investigação da VA não tenha tido lapsos nas revisões contínuas do CRI, aproximadamente 20% das instalações com protocolos que exigem revisões contínuas do CRI tiveram taxas de lapso superiores a 10% em cada um desses anos. Além disso, algumas instalações pareciam ser reincidentes, o que sugere a existência de problemas sistémicos.[8]

No presente estudo, analisámos a eficácia das medidas corretivas tomadas por 10 instalações com taxas de lapso de revisão contínua do CRI superiores à média nacional da VA em três anos consecutivos de 2011 a 2013 (7,07%, 6,13% e 6,07%, respetivamente) para identificar quais as medidas corretivas mais eficazes na eliminação ou diminuição desses lapsos.

Recolha e análise de dados

Em outubro de 2013, estas 10 instalações foram notificadas para desenvolverem e implementarem, de forma individual e independente, os seus próprios planos de ação corretiva, de modo a garantir que os IRB realizam a revisão contínua dos estudos de investigação exigida pela regulamentação. Os dados sobre os lapsos nas revisões contínuas dos CRI em 2014 foram recolhidos como parte do programa de garantia de qualidade dos programas de proteção da investigação em seres humanos da VA através de auditorias regulamentares trienais de todos os protocolos de investigação em seres humanos activos, realizadas por responsáveis qualificados pela conformidade da investigação em cada instalação de investigação da VA.[9] Estas auditorias regulamentares de protocolos limitaram-se a uma análise retrospetiva de três anos dos protocolos e foram realizadas entre 1 de junho de 2013 e 31 de maio de 2014. Comparámos as taxas de lapso de revisão contínua do IRB destas 10 instalações antes (ou seja, dados de 2013) e depois (ou seja, dados de 2014) da implementação de planos de ação corretiva. Para a comparação de duas médias, foi utilizado o teste t de Student para determinar o nível de significância.[10] Um valor de $p < 0,05$ foi considerado estatisticamente significativo. Após a recolha dos dados de 2014 sobre o lapso das revisões contínuas do CRI, perguntámos a estas instalações que planos de ação corretiva tinham implementado e que medida(s) corretiva(s) consideravam mais eficaz(es) para garantir que o CRI da sua instalação realizasse uma revisão contínua anual.

Resultados do estudo

Das 10 instalações do nosso estudo, 4 utilizaram IRBs de

universidades afiliadas, 5 utilizaram os seus próprios IRBs de VA e 1 utilizou outro IRB de VA como IRB de registo antes da implementação dos planos de ação corretiva. Três destas instalações tinham um grande programa de investigação (ou seja, mais de 200 protocolos de investigação em seres humanos activos), 6 tinham um programa médio (50 a 200 protocolos) e 1 tinha um programa pequeno (menos de 50 protocolos). Os tipos de IRBs utilizados e as dimensões dos programas de investigação nestas 10 instalações reflectiam as instalações de investigação da VA em geral.[11]

A Tabela 1 resume as taxas de lapso de revisão contínua destas 10 instalações antes (ou seja, dados de 2013) e depois (ou seja, dados de 2014) da implementação de planos de ação corretiva. Uma vez que os dados de 2014 foram recolhidos durante o período de 1 de junho de 2013 a 31 de maio de 2014, e os planos de ação corretiva só foram implementados depois de outubro de 2013, os dados recolhidos antes de outubro de 2013 não podiam refletir os efeitos dos planos de ação corretiva. Além disso, uma vez que as auditorias de protocolo incluíam uma análise retrospetiva de três anos, mesmo os dados recolhidos após outubro de 2013 poderiam não refletir totalmente os efeitos dos planos de ação corretiva. No entanto, mesmo com essas limitações, a Tabela 1 mostra que 8 de 10 instalações relataram uma melhoria acentuada nas taxas de lapso de revisão contínua do CRI; a taxa média de lapso (± DP) das instalações números 1 a 8 foi de 28,5% (± 13,9%) em 2013 contra 6,7% (± 8,6%) em 2014, p = 0,0017. As outras duas instalações, por outro lado, não mostraram qualquer melhoria. De facto, as suas taxas de caducidade pareceram ser piores em 2014 do que em 2013.

A Tabela 2 resume as medidas corretivas tomadas por estas 10 instalações para garantir que o seu CRI efectua uma análise contínua anual da investigação previamente aprovada. Um total de nove medidas corretivas foram implementadas por estas 10 instalações. Estas medidas vieram juntar-se às medidas já em vigor para incentivar a realização atempada de revisões contínuas pelo CRI. Sete instalações começaram a notificar os investigadores da necessidade de uma revisão contínua do CRI pelo menos 60 dias antes da data de expiração da aprovação do CRI, mais especificamente, 5 com 60 dias de antecedência e 2 com 90 dias de antecedência. Seis instalações iniciaram um sistema ou melhoraram os seus sistemas existentes para acompanhar as datas de expiração da aprovação do CRI, incluindo o início de um novo sistema de acompanhamento manual (folha de cálculo) ou baseado na Web ou a alteração de

Tabela 1. Efeito dos planos de ação corretiva nas taxas de aprovação da revisão contínua do conselho de revisão institucional

Instalações	Taxa 2013 (%)	Taxa de 2014 (%)
1	14.06	3.41
2	24.14	4.17
3	15.63	8.57
4	18.46	5.88
5	25.00	0.00
6	33.33	0.00
7	50.00	25.00
8	44.74	0.00
9	15.79	47.06
10	48.39	55.56

Quadro 2. Medidas adoptadas para melhorar o lapso na aprovação da análise contínua do CRI

Measure	Number (%)
Notifying investigators at least 60 days prior to expiration date	7 (70)
Improving or starting tracking of IRB approval expiration date	6 (60)
Educating investigators regarding requirements for continuing review and the consequences of lapse in IRB approval	4 (40)
Ensuring investigator continuing review application submitted in time for IRB review prior to approval expiration	3 (30)
Stopping research activities when lapse in IRB approval occurs	3 (20)
Revising IRB SOP and Guidance on continuing review	2 (20)
Changing IRB of record	2 (20)
Adding new IRB staff to improve workload	1 (10)
Streamlining IRB continuing review procedures	1(10)

de um sistema manual para um sistema de acompanhamento

baseado na Web.

Para além de notificar os investigadores das datas de expiração da aprovação do seu CRI, 3 centros acompanharam os investigadores para garantir que os pedidos de revisão contínua eram apresentados a tempo de serem analisados pelo CRI antes da expiração da aprovação. Duas instalações alteraram d os seus CRI de registo como parte dos seus planos de ação corretiva, ou seja, uma estabeleceu o seu próprio CRI do VA, em vez de utilizar o CRI da universidade afiliada, e a outra mudou de um CRI do VA para outro CRI do VA.

Das duas instalações, cujos CRI não demonstraram melhorias no cumprimento do requisito de revisão contínua, ambas utilizaram CRI de universidades afiliadas como CRI de registo. Ambas as instalações não tinham implementado totalmente os seus planos de ação corretiva até 31 de maio de 2014. Ainda estavam a trabalhar com os CRI das universidades afiliadas para implementar os seus planos de ação corretiva, incluindo um em processo de transição para o seu próprio CRI do VA.

Das 8 instalações cujas taxas de caducidade da revisão contínua diminuíram, 6 mencionaram o acompanhamento das datas de caducidade da aprovação do CRI para a investigação como contribuindo para essa diminuição, 5 mencionaram a notificação dos investigadores pelo menos 60 dias antes da data de caducidade da aprovação, 2 mencionaram a formação e educação dos investigadores relativamente ao requisito de revisão contínua, 1 mencionou o acompanhamento dos investigadores para garantir que o seu pedido de revisão contínua foi apresentado a tempo da revisão do CRI e 1 mencionou a interrupção de todas as actividades de investigação quando o seu CRI não realizou a revisão contínua necessária.

Discussão e recomendações

Os dados apresentados neste relatório demonstram que as taxas de caducidade da revisão contínua do CRI podem ser prontamente melhoradas através da implementação de planos de ação corretiva eficazes. Das 10 instalações com taxas de caducidade da revisão contínua do CRI superiores à média nacional da VA em três anos consecutivos, de 2011 a 2013, 8 instalações apresentaram uma melhoria acentuada na redução das suas taxas de caducidade em 2014, após a implementação de planos de ação corretiva. Em contrapartida, 2 instalações que não conseguiram implementar na íntegra os seus planos de ação corretiva não mostraram qualquer melhoria na redução da sua taxa de caducidade de revisão contínua em 2014.

A análise das medidas corretivas implementadas por estas 8 instituições permitiu-nos identificar medidas eficazes para evitar lapsos na aprovação da revisão contínua pelo CRI. Estas medidas incluem 1) a criação de um sistema para acompanhar as datas de expiração dos estudos aprovados pelo CRI, de preferência um sistema baseado na Web com a capacidade de enviar automaticamente lembretes de expiração aos investigadores; 2) a notificação dos investigadores pelo menos 60 dias antes da data de expiração da aprovação do CRI e, posteriormente, de forma escalonada, por exemplo, 30 dias e 7 dias antes da expiração da aprovação; 3) acompanhar os investigadores para garantir que os pedidos de revisão contínua são apresentados a tempo de serem revistos pelo CRI antes das datas de expiração; 4) garantir que todas as actividades de investigação são interrompidas se um CRI não efetuar uma revisão contínua anual; e 5) informar os investigadores sobre a exigência de revisões contínuas do CRI e as consequências de não obterem uma nova aprovação para o seu estudo de acordo com uma revisão contínua anual do CRI.

Um lapso na revisão contínua pode ocorrer porque um investigador não submete um pedido de revisão contínua ou não o submete a tempo de o CRI rever e voltar a aprovar a investigação antes de a aprovação expirar ou porque um CRI não revê e volta a aprovar a investigação a tempo. Conforme mencionado no artigo relacionado *IRB: Ethics & Human Research* de 2015,[12] o Office for Human Research Protections do Department of Health and Human Services recomenda que os IRBs e os investigadores planeiem com antecedência para garantir a pontualidade de todos estes passos; os IRBs devem ter procedimentos escritos que informem suficientemente o investigador sobre o processo; e os IRBs devem usar e procedimentos e ferramentas, tais como sistemas de rastreio computorizados, para evitar a expiração não intencional da aprovação do IRB.[13] Neste relatório, podemos recomendar, pela primeira vez, um conjunto de pormenores e medidas específicas baseadas em dados empíricos para reduzir ou eliminar os lapsos na aprovação da revisão contínua do CRI.

Yen Nguyen, PharmD, é vice-diretor associado do Programa de Conformidade e Educação em Investigação do Gabinete de Supervisão da Investigação do Departamento de Assuntos dos Veteranos, **Michael Grabenbauer, BBA,** é analista de gestão do Gabinete de Supervisão da Investigação do Departamento de Assuntos dos Veteranos e **Min-Fu Tsan, MD, PhD,** é investigador sénior do McGuire Research Institute e do Veterans Affairs Medical Center em Richmond, VA.

Agradecimentos

Os autores gostariam de agradecer a J. Thomas Puglisi, Ph.D., diretor executivo do Office of Research Oversight, pelo seu apoio a este projeto e pela sua revisão crítica do manuscrito.

Declaração de exoneração de responsabilidade

Os pontos de vista apresentados neste relatório são da responsabilidade dos autores e não representam necessariamente os pontos de vista do Departamento dos Assuntos dos Veteranos.

Referências

1. Departamento de Saúde e Serviços Humanos. Proteção dos Sujeitos Humanos. Subparte A. Política básica do HHS para a proteção dos sujeitos da investigação humana. 45 CFR 46.109(e); Department of Veteran Affairs. Requirements for the Protection of Human Subjects in Research (Requisitos para a proteção de seres humanos em investigação). *VHA Handbook 1200.05.* 2014. http://www1.va.gov/vhapubli cations/.

2. Ver ref. 1; Departamento de Saúde e Serviços Humanos, Gabinete para a Proteção da Investigação Humana. Guidance on IRB Continuing Review of Research (Orientação sobre a revisão contínua da investigação pelo IRB). 2010. http://www.hhs.gov/ohrp/policy/.

3. Tsan M-F, Nguyen Y. Lapso na aprovação da revisão contínua do conselho de revisão institucional. *IRB: Ética e Investigação em Seres Humanos* 2015;37(2):14-19.

4. Nightingale SL. Uma atualização da FDA. Discurso plenário na Conferência PRIM&R IRB. 20 de outubro de 1995. Boston, Massachusetts.

5. Gabinete de Responsabilização do Governo. Investigação científica - Vigilância contínua é fundamental para proteger os seres humanos. GAO/HEHS-96-72. 1996.

6. Norton K, Wilson DM. Continuing ethics review practices by Canadian research ethics boards. *IRB: Ethics & Human Research*

2008;30(3):10-14.

7. Tsan M-F, Tsan LW. Avaliação da qualidade da investigação humana h programas de proteção para melhorar a proteção dos sujeitos humanos que participam em ensaios clínicos. *Clinical Trials* 2015;12(3):224-231; ver ref. 3.

8. Ver ref. 3.

9. Ver ref. 3; Tsan M-F, Nguyen Y, Brooks R. Using quality indicators to assess human research protection programs at the Department of Veterans Affairs. *IRB: Ética e Investigação em Seres Humanos,* 2013;35(1):10-14.

10. Matthews DE, Farewell VT. *Using and Understanding Medical Statistics,* 2ª edição. Basileia, Suíça: Karger, 1988.

11. Tsan M-F, Nguyen Y, Brooks R. Avaliação da qualidade dos programas de proteção da investigação em seres humanos da VA: VA vs. conselho de revisão institucional da universidade afiliada. *Journal of Empirical Research on Human Research Ethics* 2013;8(2):153-160; Nguyen Y, Brooks, Tsan M-F. Programas de proteção da investigação em seres humanos no Departamento de Assuntos dos Veteranos: Indicadores de qualidade e tamanho do programa. *IRB: Ética e Investigação em Seres Humanos* 2014;36(4):16- 20.

12. Ver ref. 3.

13. Ver ref. 2, Departamento de Saúde e Serviços Humanos, 2010.

Capítulo 10

Eficácia das medições de desempenho do programa de proteção da investigação em seres humanos[14]

por

Min-Fu Tsan e Yen Nguyen

Resumo

Analisámos os dados das métricas de desempenho do programa de proteção da investigação em seres humanos de todas as instalações de investigação do Departamento de Assuntos dos Veteranos, obtidos entre 2010 e 2016. Entre um total de 25 métricas de desempenho, 21 (84%) apresentaram melhorias, quatro (16%) permaneceram inalteradas e nenhuma se deteriorou durante o período do estudo. A melhoria global destes 21 indicadores de desempenho foi de 81,1% ± 18,7% (média ± *DP),* com um intervalo de 30% a 100%. Os quatro indicadores de desempenho que não registaram melhorias tinham todos taxas iniciais de incumprimento/incidência <1,0%, variando entre 0% e 0,98%. As taxas iniciais de incumprimento/incidência dos 21 indicadores de desempenho que registaram melhorias variaram entre 0,05% e 60%.

No entanto, dos 21 indicadores de desempenho que revelaram melhorias, 10 tinham taxas iniciais de incumprimento/incidência inferiores a 1,0%, o que sugere que é possível obter melhorias mesmo com uma taxa inicial de incumprimento/incidência muito baixa. Concluímos que a medição do desempenho é uma ferramenta eficaz para melhorar o desempenho dos programas de proteção da

---

[14] Tsan MF, Nguyen Y. Effectiveness of human research protection program performance measurements. Journal of Empirical Research on Human Research Ethics. 12(4): 217-228, 2017. Direitos de autor ©2017 SAGE Publications. DOI: 10.1177/155626461/7720387. Reproduzido com a autorização da SAGE Publications e do coautor.

investigação em seres humanos.

Palavras-chave

proteção dos sujeitos humanos, programa de proteção da investigação em seres humanos, medição do desempenho, métricas de desempenho, comité de análise institucional e melhoria da qualidade

Introdução

A proteção dos direitos e do bem-estar dos sujeitos humanos é um mandato ético de toda a investigação que envolva sujeitos humanos (National Commission for the Protection of Human Subjects of Biomedical and Behavioral Research, 1979). Nos Estados Unidos, as instituições que realizam investigação envolvendo seres humanos devem cumprir a Política Federal de Proteção dos Sujeitos Humanos, também conhecida como Regra Comum (U.S. Department of Health and Hum an Services, 1991). De acordo com a Regra Comum, o conselho de revisão institucional (IRB) é responsável não só pela revisão e aprovação dos protocolos de investigação em seres humanos, mas também pela supervisão contínua para garantir os direitos e o bem-estar dos sujeitos humanos que participam na investigação. No entanto, para além dos CRI, os investigadores, as instituições, os voluntários da investigação, os patrocinadores da investigação e o governo federal partilham responsabilidades na proteção dos sujeitos da investigação (Anderson, Sawatzky-Girling, McDonald, & Willison, 2011; Institute of Medicine, 2001). Assim, as instituições que realizam pesquisas envolvendo seres humanos estabeleceram estruturas operacionais denominadas programas de proteção à pesquisa com seres humanos, para garantir os direitos e o bem-estar dos sujeitos da pesquisa, bem como para atender aos requisitos éticos e regulamentares (Institute of Medicine, 2001; U.S.

Department of Veterans Affairs, 2014a).

O sistema de cuidados de saúde do Departamento de Assuntos dos Veteranos (VA) é o VA é o maior sistema integrado de cuidados de saúde dos Estados Unidos, com mais de 100 instalações que realizam investigação envolvendo seres humanos todos os anos. O programa de proteção da investigação em seres humanos da VA é um sistema abrangente que consiste numa variedade de indivíduos e comités, incluindo, entre outros, o responsável institucional, o diretor da administração da investigação, os responsáveis pela conformidade da investigação, o CRI, outros comités ou subcomités que tratam da proteção dos seres humanos, os investigadores, o presidente e o pessoal do CRI, o pessoal da investigação e o pessoal da farmácia de investigação (U.S. Department of Veterans Affairs, 2014a). Para além de cumprir a Regra Comum, o VA impõe requisitos adicionais. Por exemplo, todas as instalações da VA que realizam investigação em seres humanos são obrigadas a ter os seus programas de proteção da investigação em seres humanos acreditados por uma organização de acreditação externa, como a Associação para a Acreditação do Programa de Proteção da Investigação em Seres Humanos (U.S. Department of Veter ans Affairs, 2014a). No VA, o IRB é um subcomité do Comité de Investigação e Desenvolvimento. A investigação que envolve seres humanos não pode ser iniciada até ter recebido a aprovação do IRB e do comité de investigação e desenvolvimento (U.S. Department of Veterans Affairs, 2009, 2014a).

A medição do desempenho foi bem estabelecida como uma ferramenta importante para melhorar a qualidade dos cuidados de saúde (Cassel et al., 2014). Os prestadores de cuidados de saúde e as entidades pagadoras dedicam recursos substanciais à recolha, análise e comunicação de dados sobre o desempenho dos prestadores. Como parte do programa de garantia de qualidade, a VA tem recolhido dados métricos de desempenho do programa de proteção da investigação em seres humanos desde 2010 (Tsan, Nguyen, & Brooks, 2013; Tsan & Tsan, 2015). No presente estudo, analisámos os dados da métrica de desempenho do programa de proteção da investigação em seres humanos da VA de 2010 a 2016 para determinar a sua eficácia na melhoria do desempenho dos programas de proteção da investigação em seres humanos.

Método

Recolha de dados

A recolha de dados de métricas de desempenho do programa de proteção da investigação em seres humanos da VA foi realizada conforme descrito em pormenor anteriormente (Tsan et al., 2013, 2015). Resumidamente, como parte do programa de garantia de qualidade da VA, as instalações de investigação da VA foram obrigadas a realizar auditorias anuais de todos os documentos de consentimento informado e auditorias regulamentares de todos os protocolos de investigação em seres humanos uma vez a cada três anos por responsáveis pela conformidade da investigação, que se reportavam diretamente aos funcionários institucionais e funcionavam independentemente dos serviços de investigação (U.S. Department of Veterans Affairs, 2014b). Para os protocolos que estavam activos há mais de 3 anos, as auditorias regulamentares dos protocolos foram limitadas aos últimos 3 anos dos protocolos. Para cumprir o requisito de auditorias regulamentares a todos os protocolos de 3 em 3 anos, foi auditado anualmente cerca de um terço de todos os protocolos de investigação humana activos. No primeiro ano, os responsáveis pela conformidade da investigação (RCOs) selecionaram aleatoriamente cerca de um terço dos protocolos para auditorias. No segundo ano, os RCOs auditaram aproximadamente metade dos restantes protocolos que não tinham sido auditados no primeiro ano. No terceiro ano, os RCOs auditaram o restante terço dos protocolos. Foram desenvolvidas ferramentas de auditoria para o documento anual de consentimento informado, bem como para as auditorias regulamentares trienais dos protocolos em cada ano (U.S. Department of Veterans Affairs, 2016). Os responsáveis pela conformidade da investigação das instalações receberam então formação para utilizar estas ferramentas na realização de auditorias ao longo do ano e como e quando os resultados da auditoria devem ser comunicados. O Gabinete de Supervisão da Investigação realizou estas sessões de formação para os RCO todos os anos. Além disso, os esclarecimentos de quaisquer questões relacionadas com as auditorias levantadas pelos RCO foram-lhes fornecidos em teleconferências mensais ao longo do ano.

Os resultados do documento de consentimento informado e das auditorias regulamentares do protocolo realizadas entre 1 de junho e 31 de maio de cada ano foram recolhidos através de um sistema baseado na Internet de todas as instalações de investigação da VA. As informações recolhidas incluíram um total de 25 métricas de desempenho (ver Tabelas 1-6) que avaliam o cumprimento dos requisitos do documento de consentimento informado e da autorização da Lei de Portabilidade e Responsabilidade dos Seguros de Saúde; o cumprimento dos requisitos para a aprovação inicial de protocolos de investigação em seres humanos por parte do IRB e da comissão de investigação e desenvolvimento; o cumprimento dos requisitos selecionados de consentimento informado; a suspensão por justa causa ou a cessação de protocolos de investigação em seres humanos; os acontecimentos adversos graves relacionados com a investigação; o cumprimento dos requisitos de revisão contínua; a inscrição de sujeitos de acordo com os critérios de inclusão e exclusão; os âmbitos de prática do pessoal de investigação; a formação em proteção da investigação em seres humanos do investigador; a investigação internacional ; e a investigação que envolve crianças. Uma vez que se tratou de um projeto de garantia de qualidade e não foram recolhidas informações individualmente identificáveis, não foi necessária a revisão e aprovação do IRB (Tsan & Puglisi, 2014).

Análise de dados

Todos os dados recolhidos foram introduzidos numa base de dados informatizada para análise. Utilizámos a análise de dados categóricos ordinais para determinar a tendência das mudanças de 2010 a 2016 (Agresti, 1984). Isso foi realizado usando a análise de tabela de contingência ordinal JavaStat disponível em www.statpages.info. Um valor de $p < 0,05$ foi considerado estatisticamente significativo. Para as métricas de desempenho com mudanças estatisticamente significativas, também calculámos as mudanças percentuais de 2010 a 2016 usando a seguinte fórmula: Mudança percentual = [(taxa em 2010 - taxa em 2016) - taxa em 2010] x 100.

Resultados

Documentos de consentimento informado e autorizações da Lei de Portabilidade e Responsabilidade dos Seguros de Saúde

As políticas da VA exigem que a versão mais recente de um formulário de consentimento aprovado pelo IRB seja a versão que os investigadores devem utilizar quando recrutam indivíduos para participarem nos seus estudos. Além disso, o VA exige que os indivíduos inscritos num estudo assinem e datem o formulário de consentimento (U.S. Department of Veterans Affairs, 2014a).

A Tabela 1 mostra os dados recolhidos de 2010 a 2016 sobre o número de instalações; o número de documentos de consentimento informado auditados em cada ano; o número e as taxas de documentos de consentimento informado em falta; o número e as taxas de documentos de consentimento informado incorrectos utilizados, bem como de documentos de consentimento informado que não foram assinados e datados pelos participantes; o número de autorizações exigidas pela Lei de Portabilidade e Responsabilidade dos Seguros de Saúde; e o número e as taxas destas autorizações que não foram obtidas. As três métricas de desempenho relacionadas com os requisitos de consentimento informado revelaram uma melhoria estatisticamente significativa de 2010 ou 2011 a 2016, variando entre 50% (de 2,40% em 2010 para 1,20% em 2016 para as taxas de documentos de consentimento informado incorrectos utilizados) e 94% (de 0,16% em 2011 para 0,01% em 2016 para as taxas de documentos de consentimento informado em falta). Do mesmo modo, o cumprimento do requisito de autorização da Lei de Portabilidade e Responsabilidade dos Seguros de Saúde também melhorou significativamente, passando de 1,44% de autorizações necessárias não obtidas em 2011 para 0,56% em 2016, uma melhoria de 61%.

Tabela 1. Documento de consentimento informado e autorização da Health Insurance Portability and Accountability Act

	2010	2011	2012
Total number of facilities	107	107	108
Total number of ICDs audited	89,216	100,832	99,013
Missing ICDs	-[c]	-	157 (0.16%)[d]
Incorrect ICDs used	2,143 (2.40%)	1,478 (1.47%)	1,806 (1.82%)
ICDs not signed and dated by subjects	197 (0.22%)	284 (0.28%)	201 (0.20%)
Total number of HIPAA authorization required	-	95,916	96,290
HIPAA authorization not obtained	-	1,383 (1.44%)	827 (0.86%)

Nota: CID, documento de consentimento informado; HIPAA, Lei da Portabilidade e Responsabilidade dos Seguros de Saúde.

[a] Determinado utilizando a análise de categorias ordenadas para a tendência de alterações de 2010 a 2016.

[b] Variação percentual de 2010 a 2016.

[c] Dados não recolhidos.

[d] Os números entre parênteses correspondem às percentagens do número total de protocolos auditados ou da autorização HIPAA exigida.

[e] Variação percentual de 2012 a 2016.

[f] Variação percentual de 2011 a 2016.

(O quadro 1 continua)

2013	2014	2015	2016	*P* value[a]	Change (%)[b]
102,085	93,206	86,389	89,024		
30 (0.03%)	72 (0.08%)	66 (0.08%)	11 (0.01%)	0.0000	94[e]
1,706 (1.67%)	1,719 (1.84%)	751 (0.87%)	1,081 (1.21%)	0.0000	50
80 (0.08%)	17 (0.02%)	29 (0.03%)	18 (0.02%)	0.0000	91
97,297	87,528	82,577	86,109		
1,164 (1.20%)	783 (0.89%)	698 (0.85%)	486 (0.56%)	0.0000	61[f]

Aprovação inicial do IRB e do Comité de Investigação e Desenvolvimento e revisões contínuas do IRB

As políticas do VA exigem que todos os protocolos de investigação em seres humanos sejam analisados e aprovados primeiro pelo IRB e depois pelo comité de investigação e desenvolvimento. Nenhuma atividade de investigação em seres humanos nas instalações da VA pode ser iniciada até que o protocolo tenha recebido a aprovação do IRB e da comissão de investigação e desenvolvimento (U.S. Department of Veterans Affairs, 2009, 2014a).

O Quadro 2 apresenta os dados de 2010 a 2016 sobre os números e as taxas de protocolos realizados e concluídos sem a aprovação do CRI ou da comissão de investigação e desenvolvimento; os números e as taxas de protocolos iniciados antes da aprovação do CRI ou da comissão de investigação e desenvolvimento; e os números e as taxas de protocolos que caducaram nas revisões contínuas exigidas pelo CRI, bem como os protocolos em que os investigadores continuaram as actividades de investigação durante o lapso nas revisões contínuas exigidas pelo CRI. As quatro métricas de desempenho relacionadas com a aprovação inicial do CRI e da comissão de investigação e desenvolvimento revelaram uma melhoria significativa, variando entre 74% (de 0,43% em 2010 para 0,11% em 2016, para as taxas de protocolos iniciados antes da aprovação da comissão de investigação e desenvolvimento) e 100% (de 0,05% em 2010 para 0,00% em 2016, para as taxas de investigação realizada e concluída antes da aprovação do CRI), apesar de as taxas iniciais de incumprimento em 2010 serem muito baixas, variando entre 0,05% e 0,43%. Em contrapartida, a taxa inicial de lapso nas revisões contínuas do CRI era elevada, 6,04% em 2010, e registou-se apenas uma melhoria de 30% entre 2010 (6,04%) e 2016 (4,24%). Não houve melhoria nas taxas de investigadores que continuaram as actividades de investigação durante os lapsos nas revisões contínuas do CRI de 2010 a 2016.

Suspensões de protocolos e acontecimentos adversos graves

A suspensão ou rescisão de um protocolo pelo CRI devido ao incumprimento do investigador ou a preocupações com a proteção dos sujeitos humanos é um indicador da qualidade e do desempenho dos programas de proteção da investigação em seres humanos. Do mesmo modo, o número de acontecimentos adversos graves relacionados com a investigação reflecte o risco potencial da investigação a que os sujeitos humanos estão expostos durante o estudo.

A Tabela 3 mostra os dados de 2010 a 2016 sobre os números e as taxas de protocolos suspensos ou encerrados pelo IRB, os que foram suspensos devido a preocupações com a proteção do sujeito humano ou devido a preocupações relacionadas com o investigador; os números e as taxas de eventos adversos locais que foram determinados como graves, não previstos e relacionados ou provavelmente relacionados com a investigação; bem como os eventos adversos locais graves que resultaram em hospitalização ou morte. Os dados relativos à suspensão por justa causa de protocolos de investigação em seres humanos só estavam disponíveis de 2011 a 2014. As taxas de incidência de suspensão de protocolos diminuíram de 1,32% em 2011 para 0,55% em 2014, uma redução de 58%. Da mesma forma, as taxas de suspensão de protocolos devido a preocupações com a segurança do sujeito humano diminuíram de 0,45% em 2011 para 0,05% em 2014 uma redução de 89%. No entanto, não se registou qualquer melhoria nas taxas de suspensão de protocolos devido a preocupações relacionadas com o investigador. As taxas de incidência de eventos adversos locais que foram determinados pelo IRB como sendo graves, imprevistos e relacionados ou provavelmente relacionados com a investigação e os que resultaram em hospitalização diminuíram significativamente de 1,19% e 0,52% em 2010 para 0,39% e 0,05% em 2016, respetivamente. Com a exceção de dois indivíduos em 2013, nenhum dos eventos adversos graves resultou em morte.

Investigação internacional e investigação envolvendo crianças

Os regulamentos federais exigem que todos os indivíduos que participem em investigação em locais internacionais beneficiem de protecções adequadas que estejam de acordo com as concedidas aos sujeitos de investigação nos Estados Unidos, bem como das protecções consideradas adequadas pelas autoridades locais e habituais no local internacional (U.S. Department of Health and Human Services, 1991). As políticas da VA entre 2010 e março de 2015 exigiam que fossem obtidas autorizações do diretor de investigação e desenvolvimento antes de iniciar qualquer investigação internacional aprovada pela VA. A partir de março de 2015, as políticas da VA exigiam a aprovação prévia do diretor de investigação e desenvolvimento ou do responsável institucional, ou seja, o diretor da instalação (U.S. Department of Veterans Affairs, 2014a).

Tabela 2. Comitê de análise institucional e comitê de investigação e desenvolvimento Aprovação inicial e revisões contínuas do comité de análise institucional

	2010	2011	2012
Número total de protocolos controlados	2,102	3,558	4,249
Realizada e concluída sem Aprovação do IRB	1 (0.05%)[c]	2 (0.06%)	1 (0.02%)
Realizada e concluída sem Aprovação R&DC	3 (0.14%)	5 (0.14%)	9 (0.21%)
Iniciado antes da aprovação do IRB	2 (0.10%)	2 (0.06%)	4 (0.09%)
Iniciado antes da aprovação do R&DC	9 (0.43%)	8 (0.22%)	16 (0.38%)
Número total de protocolos que requerem Revisões contínuas do IRB	1,606	2,942	3,411
Caducado em Revisões contínuas do IRB	97 (6.04%)	208 (7.07%)	208 (6.10%)
Continuação das actividades de investigação durante o período de vigência	2 (0.12%)	6 (0.20%)	4 (0.12%)

Nota: Abreviaturas utilizadas: IRB, conselho de revisão institucional; R&DC, comité de investigação e desenvolvimento; N/A, não aplicável.

[a] Determinado utilizando a análise de categorias ordenadas para a tendência de alterações de 2010 a 2016.

[b] Variação percentual de 2010 a 2016.

[c] Os números entre parênteses são as percentagens do número total de protocolos auditados ou que requerem revisões contínuas do CRI.

(O quadro 2 continua)

2013	2014	2015	2016	Valor P^a	Variação (%)[b]
3,834	4,183	3,980	3,801		
0 (0.00%)	0 (0.00%)	0 (0.00%)	0 (0.00%)	0.0170	100
0 (0.00%)	0 (0.00%)	0 (0.00%)	1 (0.03%)	0.0002	79
1 (0.03%)	0 (0.00%)	1 (0.03%)	0 (0.00%)	0.0162	100
4 (0.10%)	5 (0.12%)	3 (0.08%)	4 (0.11%)	0.0004	74

3,112	3,593	-	3,162		
189 (6.07%)	213 (5.93%)	-	134 (4.24%)	0.0003	30
3 (0.10%)	11 (0.31%)	-	0 (0.00%)	0.5215	N/A

Tabela 3. Suspensão do protocolo e eventos adversos graves

	2010	2011	2012
Número total de protocolos controlados	2,102	3,558	4,249
Número de protocolos suspensos	-[c]	47 (1.32%)[d]	63 (1.48%)
Devido a preocupações com o ser humano	-	16 (0.45%)	31 (0.73%)
Devido a preocupações relacionadas com o investigador	-	31 (0.98%)	32 (0.75%)
Acontecimentos adversos locais considerados graves, imprevistos e relacionados com a investigação	25 (1.19%)	43 (1.21%)	17 (0.40%)
Resultou em hospitalização	11 (0.52%)	10 (0.28%)	5 (0.12%)
Resultou em morte	0 (0.00%)	0 (0.00%)	0 (0.00%)

Nota: N/A, não aplicável

[a] Determinado utilizando a análise de categorias ordenadas para a tendência de alterações de 2010 a 2016.

[b] Variação percentual de 2010 a 2016.

[c] Dados não recolhidos.

[d] Os números entre parênteses correspondem às percentagens do número total de protocolos auditados.

[e] Variação percentual de 2011 a 2014.

(O quadro 3 continua)

2013	2014	2015	2016	Valor *P*[a]	Variação (%)[b]
3,834	4,183	3,980	3,801		
43 (1.12%)	23 (0.55%)	-	-	0.0002	58[e]
11 (0.29%)	2 (0.05%)	-	-	0.0001	89
32 (0.83%)	21 (0.50%)	-	-	0.0891	N/A
29 (0.76%)	13 (0.31%)	45 (1.13%)	15 (0.39%)	0.0061	67
2 (0.05%)	0 (0.00%)	4 (0.10%)	2 (0.05%)	0.0000	90
2	0	0	0	0.8430	N/A

(0.05%)	(0.00%)	(0.00%)	(0.00%)

Do mesmo modo, os regulamentos federais exigem protecções adicionais quando a investigação envolve populações vulneráveis, como as crianças (U.S. Department of Health and Human Services, 1991). As políticas da VA entre 2010 e março de 2015 exigiam que fossem obtidas autorizações do diretor de investigação e desenvolvimento antes de iniciar qualquer investigação que envolvesse crianças. A partir de março de 2015, as políticas da VA exigiam a aprovação prévia do responsável institucional (U.S. Department of Veterans Affairs, 2014a).

A Tabela 4 resume os dados de 2010 a 2016 sobre os números e taxas de protocolos de investigação internacionais e protocolos de investigação envolvendo crianças que foram iniciados sem a aprovação prévia do diretor de investigação e desenvolvimento ou do responsável institucional. O número de protocolos de investigação internacionais e de protocolos de investigação envolvendo crianças foi reduzido, variando entre dois e 14 por ano. No entanto, as taxas de incumprimento no que respeita à aprovação prévia do responsável pela investigação e desenvolvimento ou do oficial institucional melhoraram significativamente, ou seja, 100% (de 50,00% em 2010 para 0,00% em 2016) e 88% (de 60,00% em 2011 para 7,14% em 2016), respetivamente.

Requisito de consentimento informado e critérios de inclusão/exclusão

As histórias dos casos foram revistas para determinar se os investigadores obtiveram o consentimento informado antes de inscreverem os sujeitos no estudo e se os sujeitos que não cumpriam os critérios de inclusão/exclusão foram inscritos na investigação.

A Tabela 5 mostra os dados obtidos de 2010 a 2016 sobre os

números e taxas de consentimento informado não obtido antes do início da investigação; e os números e taxas de sujeitos que não cumprem os critérios de inclusão/exclusão e que foram incluídos na investigação. As taxas de incumprimento deste requisito de consentimento informado foram de 2,19% em 2010 e de 0,04% em 2016, uma melhoria altamente significativa de 98%. Os dados sobre o cumprimento dos critérios de inclusão/exclusão estavam disponíveis apenas de 2014 a 2016, o que também mostrou uma melhoria estatisticamente significativa de 98% (de 0,96% em 2014 para 0,08% em 2016) durante este período.

Âmbito da prática e requisitos de formação do pessoal de investigação

As políticas do VA exigem que todo o pessoal de investigação tenha um âmbito de prática de investigação aprovado ou uma declaração funcional que defina as actividades de investigação que o indivíduo está qualificado e autorizado a realizar. Além disso, o pessoal de investigação que participe em investigação que envolva seres humanos deve completar uma formação inicial e anual em princípios éticos e boas práticas clínicas aceites (U.S. Department of Veterans Affairs, 2009, 2014a)

Os dados sobre o âmbito de prática e os requisitos de formação do pessoal de investigação estavam disponíveis de 2011 a 2016. A Tabela 6 mostra os dados sobre os números e as taxas de pessoal de investigação com âmbitos de práticas exigidos e os que trabalham fora dos seus âmbitos de práticas de investigação; e os números e as taxas de pessoal de investigação sem a formação de investigação exigida, quer sem formação inicial, quer com lapso na formação contínua. A taxa de pessoal de investigação sem âmbitos de prática era de 2,38% em 2011, tendo diminuído para 0,13% em 2016, o que representa uma melhoria de 95%. O número de pessoal de investigação com âmbitos de prática, mas que funcionou fora dos seus âmbitos de prática aprovados, foi baixo (<0,07%) e não se registou uma alteração estatisticamente significativa de 2011 a 2016. Das três métricas de desempenho relacionadas com os requisitos de formação em investigação, todas apresentaram melhorias significativas, variando entre 76% (de 2,84% em 2011 para 0,67% em 2016 para as taxas de lapso na formação contínua) e 93% (de 0,7% em 2011 para 0,05% em 2016 para as taxas de lapso na formação inicial).

Tabela 4. Protocolos internacionais de investigação e protocolos que envolvem crianças

	2010	2011	2012
Número de protocolos de investigação internacionais	4	2	8
Sem aprovação do CRADO ou do IO	2 (50.00%)[d]	0 (0.00%)	2 (25.00%)
Número de protocolos que envolvem crianças	-	5	14
Sem aprovação do CRADO ou do IO	-	3 (60.00%)	3 (21.43%)

Nota: CRADO, chief research and development officer; IO, funcionário institucional.

[a] Determinado utilizando a análise das categorias ordenadas para a tendência das alterações desde 2010 até 2016.

[b] Variação percentual de 2010 a 2016.

[c] Dados não recolhidos.

[d] Os números entre parênteses correspondem às percentagens do número total de protocolos.

[e] Variação percentual de 2011 a 2016.

(O quadro 4 continua)

2013	2014	2015	2016	Valor P^a	Variação (%)[b]
10	13	-[c]	9		
1 (10%)	0 (0.00%)	-	0 (0.00%)	0.0187	100
9	8	-	14		
1 (11.11%)	2 (25%)	-	1 (7.14%)	0.189	88[e]

Tabela 5. Requisitos de consentimento informado e critérios de inclusão/exclusão

	2010	2011	2012
Total number of case histories reviewed	11,387	23,657	26,291
Informed consent not obtained prior to initiation of study	249 (2.19%)[c]	39 (0.16%)	91 (0.35%)
Number of case histories reviewed with inclusion/exclusion criteria	-[d]	-	-
Subjects included in research not meeting inclusion/exclusion criteria	-	-	-

[a] Determinado utilizando a análise de categorias ordenadas para a tendência de alterações de 2010 a 2016.

[b] Variação percentual de 2010 a 2016.

[c] Os números entre parênteses correspondem às percentagens do número total de histórias de casos analisadas.

[d] Dados não recolhidos.

[e] Os números entre parênteses correspondem às percentagens do número de histórias de casos analisadas com critérios de inclusão/exclusão.

[f] Variação percentual de 2014 para 2016.

(O quadro 5 continua)

2013	2014	2015	2016	Valor P^a	Variação (%)[b]
22,306	20,830	20,300	17,702		
176	490	41	7	0.0000	98
(0.79%)	(2.35%)	(0.20%)	(0.04%)		
-	18,782	15,378	14,686		
-	180	17	12	0.0000	90[f]
	(0.96%)[e]	(0.11%)	(0.08%)		

Quadro 6. Âmbito da prática e requisitos de formação do pessoal de investigação

	2010	2011	2012
Número total de pessoal de investigação revisto	-[c]	12,328	16,598
Sem âmbito de prática da investigação	-	294 (2.38%)[d]	92 (0.55%)
Trabalhar fora do âmbito da prática da investigação	-	9 (0.07%)	7 (0.04%)
Formação exigida não actualizada	-	442 (3.59%)	393 (2.37%)
Sem formação inicial	-	92 (0.75%)	73 (0.44%)
Falta de formação contínua	-	350 (2.84%)	32 0 (1,93%)

Nota: N/A, não aplicável.

[a] Determinado utilizando a análise de categorias ordenadas para a tendência de alterações de 2010 a 2016.

[b] Variação percentual de 2011 a 2016.

[c] Dados não recolhidos.

[d] Os números entre parênteses correspondem às percentagens do número total de pessoal de investigação analisado

(O quadro 6 continua)

2013	2014	2015	2016	Valor P^a	Variação (%)[b]
17,330	19,369	17,927	17,238		
112	68	56	23	0.0000	95
(0.65%)	(0.35%)	(0.31%)	(0.13%)		
2	5	2	7	0.1042	N/A
(0.01%)	(0.03%)	(0.01%)	(0.04%)		
284	227	309	125	0.0000	80
(1.64%)	(1.17%)	(1.72%)	(0.73%)		
46	18	27	9	0.0000	93
(0.27%)	(0.09%)	(0.15%)	(0.05%)		
238	209	282	116	0.0000	76
(1.37%)	(1.08%)	(1.57%)	(0.67%)		

Discussão

Os resultados apresentados neste relatório demonstram que, de um total de 25 indicadores de desempenho do programa de proteção da investigação em seres humanos, 21 (84%) registaram melhorias, quatro (16%) permaneceram inalterados e nenhum se deteriorou durante o período de estudo de 2010 a 2016. A melhoria global destes 21 indicadores de desempenho foi de 81,1% ± 18,7% (média ± *DP),* com um intervalo de 30% a 100%. Assim, as medidas de desempenho pareceram ser bastante eficazes para melhorar o desempenho dos programas de proteção da investigação em seres humanos da VA.

Embora os dados tenham sido recolhidos de 2010 a 2016, nem todas as métricas de desempenho tinham dados para os 7 anos. Como mostra o Quadro 7, nove dos 10 indicadores de desempenho com dados disponíveis nos 7 anos registaram melhorias. Do mesmo modo, sete dos nove indicadores de desempenho com dados disponíveis para 6 anos, dois indicadores de desempenho com dados disponíveis para 5 anos, dois dos três indicadores de desempenho com dados disponíveis para 4 anos e um indicador de desempenho com dados disponíveis para 3 anos registaram melhorias. Os quatro indicadores de desempenho que não registaram qualquer melhoria apresentavam todos taxas iniciais de incumprimento/incidência <1,0%, variando entre 0% e 0,98%. As taxas iniciais de incumprimento/incidência dos 21 indicadores de desempenho que registaram melhorias variaram entre 0,05% e 60%.

Tabela 7. Resumo das medidas de desempenho do programa de proteção da investigação em seres humanos da VA (20102016)

Dados disponíveis (ano)	Número de indicadores de desempenho	Número com melhoria (%)	Percentagem de melhoria Média + S.D. (intervalo)
7	10	9 (90%)	83,2± 17,2 (50-100)
6	9	7 (78%)	76,4± 24,4 (30-100)
5	2	2 (100%)	91.0 (88,94)
4	3	2 (67%)	73.5 (59,89)
3	1	1 (100%)	90
Total	25	21 (84%)	81,1± 18,7 (30-100)

No entanto, entre os 21 indicadores de desempenho que registaram melhorias, 10 tinham taxas iniciais de incumprimento/incidência inferiores a 1,0%. Assim, nem o número de anos em que os dados da métrica de desempenho estiveram disponíveis nem a taxa inicial de incumprimento/incidência prevêem se a métrica de desempenho irá registar melhorias.

Um relatório preliminar utilizando dados de métricas de desempenho de 2010 a 2012 revelou que, das 18 (de 25) métricas de desempenho que tinham dados disponíveis para os 3 anos, nove registaram melhorias, nove permaneceram inalteradas e nenhuma se deteriorou. Sete das nove métricas de desempenho que permaneceram inalteradas tinham taxas iniciais de incumprimento/incidência de <1,0%, o que sugere que, com uma taxa inicial de incumprimento/incidência tão baixa, poderia não ser possível uma melhoria adicional (Tsan et al., 2013). No entanto, tal como demonstrado no presente estudo, as taxas iniciais de incumprimento/incidência de <1,0% podem ser melhoradas quando as medições de desempenho são efectuadas durante um período mais longo.

Uma das principais razões pelas quais a medição do desempenho conduz a melhorias é o facto de identificar áreas de vulnerabilidade para as quais podem ser dirigidas medidas de melhoria da qualidade. Todos os anos, os centros de investigação da VA recebem os seus próprios dados de métricas de desempenho, juntamente com as médias nacionais e da rede, de modo a que cada centro saiba qual é a sua posição a nível nacional e da rede (os centros da VA estão agrupados geograficamente em 18 redes de serviços integrados para veteranos). Assim, as unidades podem identificar os seus pontos fortes e fracos e adotar medidas de melhoria da qualidade em conformidade, tal como descrito em pormenor anteriormente (Tsan et al., 2013, 2015; Tsan & Tsan, 2015). Acreditamos que isso é em grande parte responsável pela melhoria observada no desempenho dos programas de proteção da investigação em seres humanos da VA, conforme relatado aqui.

Outros factores potenciais podem também contribuir para a melhoria observada. Por exemplo, as instalações podem intencionalmente subnotificar o seu incumprimento. No entanto, consideramos que tal é improvável, uma vez que os dados da métrica de desempenho foram recolhidos a partir do documento de consentimento informado e das auditorias regulamentares do protocolo efectuadas pelos responsáveis pela conformidade da investigação. Na VA, os responsáveis pela conformidade da investigação respondem diretamente aos funcionários institucionais e funcionam independentemente do serviço de investigação (U.S. Department of Veterans Affairs, 2014b). Também é possível que algumas instalações possam sistematicamente "jogar" o sistema para fazer seus programas parecerem melhores. Por exemplo, alguns IRB podem não estar dispostos a suspender um protocolo quando este deveria ter sido suspenso. Embora isto não possa ser completamente excluído, a VA realiza revisões de rotina no local de todos os programas de proteção da investigação em seres humanos das instalações e, até agora, não encontrou provas que apoiem esta possibilidade. De facto, as revisões de rotina no local confirmaram frequentemente os progressos realizados nos programas de proteção da investigação em seres humanos da VA, tal como aqui relatado (Tsan et al., 2015; Tsan & Tsan, 2015).

Melhores práticas

Com base nos resultados deste estudo, concluímos que a medição do desempenho, juntamente com o fe edback (fornecimento de resultados) às instituições para melhoria da qualidade, é uma ferramenta eficaz para melhorar o desempenho dos programas de proteção da investigação em seres humanos.

Implicações educativas

A medição do desempenho pode melhorar não só a qualidade dos cuidados de saúde, mas também o desempenho dos programas de proteção da investigação em seres humanos. A questão que nos desafia atualmente não é se devemos continuar a medir o desempenho, mas como melhorar ou reimaginar a medição do desempenho atual para maximizar os benefícios (Cassel et al., 2014; McGlynn, Schneider, & Kerr, 2014).

Agenda de investigação

Há uma questão fundamental que continua por resolver. O principal objetivo dos programas de proteção da investigação em seres humanos é melhorar a proteção dos sujeitos humanos que participam na investigação. No entanto, a proteção dos sujeitos de investigação não pode ser medida diretamente, uma vez que a proteção dos sujeitos de investigação e o risco da investigação não são facilmente quantificáveis. Pelo contrário, devido à sua natureza orientada para o processo, é possível avaliar a qualidade dos programas de proteção dos sujeitos de investigação humana, tal como demonstrado no presente estudo. A nossa hipótese é que os programas de proteção da investigação em seres humanos de alta qualidade devem minimizar os riscos para os participantes na investigação, na medida do possível, mantendo a integridade da investigação (Tsan, Smith, & Gao, 2010). Assim, a melhoria da qualidade dos programas de proteção da investigação em seres humanos pode conduzir a uma melhor proteção dos sujeitos humanos. No entanto, ainda não existem provas que sustentem esta hipótese. Os estudos futuros devem ser orientados para a definição de parâmetros quantificáveis para avaliar diretamente a proteção dos sujeitos humanos.

Além disso , devem ser desenvolvidas métricas fiáveis e quantificáveis para avaliar o desempenho do CRI, incluindo a qualidade das revisões do CRI. Tendo em conta a recente revisão da Regra Comum (Menikoff, Kaneshiro, & Pritchard, 2017), este aspeto reveste-se de particular importância. A avaliação do desempenho dos CRI antes e depois da implementação da Regra Comum revista permitir-nos-á determinar se a Regra Comum revista atinge os objectivos prometidos de aumentar a flexibilidade e, ao mesmo tempo, proporcionar uma maior proteção dos seres humanos.

Nota dos autores

Os pontos de vista apresentados neste documento são da responsabilidade dos autores e não representam necessariamente os pontos de vista do Departamento de Assuntos dos Veteranos.

Agradecimentos

Os autores gostariam de agradecer a todos os responsáveis pela conformidade da investigação do VA pelos seus contributos na realização das auditorias e na recolha dos dados apresentados neste relatório.

Declaração de interesses conflituosos

O(s) autor(es) declarou(aram) não haver potenciais conflitos de interesse em relação à investigação, autoria e/ou publicação deste artigo.

Financiamento

O(s) autor(es) não recebeu(ram) qualquer apoio financeiro para a investigação, autoria e/ou publicação deste artigo.

Referências

Agresti, A. (1984). *Analysis of ordinal categorical data* (Capítulos 9 e 10). Nova Iorque, NY: John Wiley.

Anderson, J. A., Sawatzky-Girling, B., McDonald, M., & Willison, D. J. (2011). A ética da investigação em sentido lato: Para além da revisão do REB. *Health Law Review, 19(3),* 1 2-24.

Cassel, C. K., Conway, P. H., Delbanco, S. F., Jha, A. K., Saunders, R. S., & Lee, T. H. (2014). Obtendo mais desempenho da medição de desempenho. *New England Journal of Medicine, 371,* 2145-2147.

Instituto de Medicina. (2001). *Preservar a confiança do público: Acreditação e programas de proteção dos participantes na investigação em seres humanos.* Washington, DC: National Academies Press.

McGlynn, E. A., Schneider, E. C., & Kerr, E. A. (2014). Reimaginando a medição da qualidade. *New England Journal of Medicine, 371,*

2150-2153.

Menikoff, J., Kaneshiro, J., & Pritchard, I. (2017). A regra comum, actualizada. *New England Journal of Medicine, 376,* 613-615.

Comissão Nacional para a Proteção dos Sujeitos Humanos da Investigação Biomédica e Comportamental. (1979). *O relatório Belmont: Princípios éticos e orientações para a proteção dos sujeitos humanos da investigação.* Washington, DC: Government Printing Office.

Tsan, M. F., Nguyen, Y., & Brooks, R. (2013). Avaliação da qualidade dos programas de proteção da investigação em seres humanos do VA. *IRB: Ética e Investigação em Seres Humanos, 35*(1), 10-14.

Tsan, M. F., Nguyen, Y., & Brooks, R. (2015). Utilização de indicadores de qualidade para avaliar e melhorar os programas de proteção da investigação em seres humanos na VA. *Federal Practitioncr, 32,* 31-36.

Tsan, M. F., & Puglisi, J. T. (2014). Actividades de operações de cuidados de saúde que podem constituir investigação: A perspetiva do Departamento de Assuntos dos Veteranos. *IRB: Ética e Investigação em Seres Humanos, 35*(1), 9-11.

Tsan, M. F., Smith, K., & Gao, B. (2010). Avaliação da qualidade dos programas de proteção da investigação em seres humanos: The experience at the Department of Veterans Affairs. *IRB: Ética e Investigação em Seres Humanos, 32*(4), 16-19.

Tsan, M. F., & Tsan, L. (2015). Assessing the quality of human research protection programs to improve protection of human subjects participating in clinical trials. *Cli nical Trials, 12,* 224-231.

Departamento de Saúde e Serviços Humanos dos EUA. (1991). *Política federal para a proteção dos sujeitos humanos* (45 Code of

Federal Regulations 46). Recuperado de https://www.hhs. gov/ohrp/regulations-and-policy/regulations/45-cfr-46/index. html.

Departamento de Assuntos dos Veteranos dos EUA. (2009). *Comité de Investigação e Desenvolvimento* (VHA handbook 1200.01). Retirado de http://www1.va.gov/vhapublications/

Departamento de Assuntos de Veteranos dos EUA. (2014a). *Requisitos para a proteção de seres humanos em investigação* (VHA handbook 1200.05). Obtido em http://www1.va.gov/vhapublications/

Departamento de Assuntos de Veteranos dos EUA. (2014b). *Requisitos de comunicação da conformidade da investigação* (VHA handbook 1058.01). Obtido em http://www1.va.gov/vhapublications/

Departamento de Assuntos de Veteranos dos EUA. (2016). *Ferramentas de auditoria do responsável pela conformidade da investigação, Gabinete de Supervisão da Investigação.* Recuperado de http://www.va.gov/ORO/rcep.asp

Biografias de autores

Min-Fu Tsan é o investigador sénior do Instituto de Investigação McGuire. Recebeu o seu diploma de médico da Faculdade de Medicina da Universidade Nacional de Taiwan e um doutoramento em fisiologia da Universidade de Harvard. É certificado pelo Conselho Americano de Medicina Interna, pelo Conselho Americano de Hematologia e pelo Conselho Americano de Medicina Nuclear. Os seus interesses de investigação incluem, mas não se limitam a, proteção de sujeitos humanos que participam em investigação. Publicou mais de 150 artigos em revistas científicas com revisão por pares. É responsável pela análise dos dados das métricas de desempenho e pela preparação do manuscrito para esta publicação.

Yen Nguyen é a diretora de Informática e Análise de Dados no

Gabinete de Supervisão da Investigação. Obteve o grau de Doutor em Farmácia na Virginia Commonwealth University. O seu principal interesse de investigação é a proteção dos seres humanos. É responsável pela recolha dos dados da métrica de desempenho e participou na análise e preparação do manuscrito.

Capítulo 11

Investigação futura

O objetivo dos regulamentos federais que regem a investigação em seres humanos é assegurar que a investigação em seres humanos é realizada de forma ética, bem como salvaguardar os direitos e o bem-estar dos participantes na investigação em seres humanos. Do mesmo modo, o objetivo final dos programas de proteção da investigação em seres humanos é aumentar a proteção dos sujeitos humanos que participam na investigação. Infelizmente, não sabemos como medir diretamente a proteção dos sujeitos humanos, uma vez que a proteção dos sujeitos de investigação e o risco da investigação não são facilmente quantificáveis e mensuráveis. Consequentemente, concentrámo-nos em medidas orientadas para o processo que são passíveis de quantificação como indicadores da qualidade e do desempenho dos programas de proteção dos sujeitos humanos em investigação.

A nossa hipótese era que os programas de proteção da investigação em seres humanos de alta qualidade minimizariam os riscos para os participantes na investigação, na medida do possível, mantendo a integridade da investigação (1). Assim, esperava-se que a melhoria da qualidade e do desempenho dos programas de proteção da investigação em seres humanos conduzisse a uma melhor proteção dos sujeitos humanos. No entanto, não encontrámos provas que sustentem esta hipótese. É, portanto, imperativo que os esforços futuros sejam dirigidos para a definição de parâmetros para avaliar diretamente a proteção dos seres humanos.

Também não sabemos quais são os indicadores de qualidade e métricas de desempenho mais fiáveis para os programas de proteção da investigação em seres humanos. Os indicadores de qualidade e os indicadores de desempenho do programa de proteção da investigação em seres humanos do Departamento de Assuntos dos Veteranos, tal como descritos neste livro (1), incluem uma série de requisitos que são específicos do Departamento de Assuntos dos Veteranos e que não são aplicáveis aos programas de proteção da investigação em seres humanos de instituições de investigação que não sejam do Departamento de Assuntos dos Veteranos. Os esforços futuros devem ser direcionados para o desenvolvimento de um conjunto de indicadores de qualidade e de métricas de desempenho que sejam aplicáveis tanto às instituições do Departamento de Assuntos dos Veteranos como às instituições que não são do Departamento de Assuntos dos Veteranos e que reflictam a verdadeira qualidade dos programas de proteção da investigação em seres humanos. Isto permitiria a comparação da qualidade e do desempenho de todos os programas de proteção da investigação em seres humanos, incluindo os programas do Departamento dos Assuntos dos Veteranos e os que não são do Departamento dos Assuntos dos Veteranos.

Há também uma grande necessidade de avaliar a qualidade e o desempenho dos conselhos de revisão institucionais. Os conselhos de revisão institucionais desempenham um papel fundamental na proteção dos sujeitos da investigação em seres humanos. De acordo com a Regra Comum, os comités de análise institucional são obrigados a efetuar a análise ética e a aprovação ou reprovação dos protocolos de investigação em seres humanos e a assegurar uma supervisão contínua para garantir os direitos e o bem-estar dos sujeitos humanos que participam na investigação. Res earch involving human subjects cannot be initiated until after it has been approved, except when it is exempt from such review (3). Assim, o desempenho dos comités de análise institucionais terá um impacto direto na proteção dos seres humanos.

A Regra Comum foi criada para implementar os princípios éticos do Relatório Belmont, nomeadamente o respeito pelas pessoas, a beneficência e a justiça (4). Para aprovar um protocolo de investigação em seres humanos, a comissão de análise institucional deve garantir que a investigação cumpre oito critérios da Regra Comum que satisfazem estes princípios éticos, nomeadamente, o requisito e a documentação do consentimento informado (princípio ético do respeito pelas pessoas); a minimização dos riscos para os sujeitos humanos, uma relação risco/benefício razoável, a monitorização da segurança do sujeito, a manutenção da privacidade do sujeito e a confidencialidade dos dados, e salvaguardas adicionais para sujeitos vulneráveis quando apropriado (princípio ético da beneficência); e a seleção equitativa dos sujeitos (princípio ético da justiça) (3).

No entanto, apesar destes mandatos regulamentares, um estudo recente revelou que, na sua análise dos protocolos, as comissões de análise institucional discutiam sobretudo os documentos de consentimento informado (98% das vezes), mas não abordavam a minimização dos riscos (21% das vezes), a relação risco/benefício (57%), a seleção equitativa dos sujeitos (60%), a monitorização dos dados (54%), a privacidade e confidencialidade (25%) e a proteção das populações vulneráveis (13%) (5).

Neste documento, proponho um conjunto de cinco indicadores de qualidade para avaliar a qualidade ética e a eficiência das revisões dos comités de ética institucionais; cada indicador de qualidade contém uma série de indicadores de desempenho (Quadro 1).

Esses indicadores de qualidade do conselho de revisão institucional abrangem as seguintes áreas: 1) Se os conselhos de revisão institucional designam corretamente os protocolos como protocolos isentos que não requerem revisão pelo conselho de revisão institucional, protocolos de revisão rápida que podem ser revistos e aprovados pelo Presidente do conselho de revisão institucional (ou pelos seus membros designados do conselho de revisão institucional), ou protocolos que requerem revisões completas pelo conselho de revisão institucional em reuniões convocadas; 2) Se os comités de análise institucionais consideram e documentam todos os critérios da Regra Comum e o conflito de interesses antes de aprovarem/desaprovarem os protocolos; 3) Se os comités de análise institucionais aprovam corretamente a dispensa ou alteração do consentimento informado ou a documentação do consentimento informado de acordo com os requisitos da Regra Comum; 4) Se os comités de análise institucionais realizam atempadamente as revisões contínuas necessárias; e 5) Quanto tempo demora a aprovação dos protocolos pelos comités de análise institucionais.

Uma vez que estes indicadores de qualidade propostos para os conselhos de revisão institucional foram desenvolvidos com base na Regra Comum, todas as instituições que seguem a Regra Comum podem utilizar estes indicadores de qualidade para avaliar a qualidade e a eficiência dos seus conselhos de revisão institucional. Para além de avaliar a qualidade ética das revisões dos comités de ética institucionais como

Tabela 1. Indicadores de qualidade do Conselho de Revisão Institucional

1. Revisão administrativa

a) Número total de protocolos analisados durante o período de avaliação

b) Número de protocolos isentos

b. 1) Número de protocolos isentos que não cumprem os critérios da Regra Comum[1]

c) Número de protocolos de revisão acelerada

c. 1) Número de protocolos de revisão acelerada em que a decisão e a categoria de elegibilidade para a revisão acelerada não foram documentadas nas actas da reunião do IRB2

c.2) Número de protocolos de análise expedita que não cumprem os critérios da Regra Comum[3]

d) Número de protocolos analisados numa reunião convocada pelo IRB completo

2. Revisão inicial

a) Número de protocolos analisados numa reunião convocada pelo IRB completo

b) Número de protocolos analisados pelo comité completo em que o IRB considerou:

b.1) Minimização dos riscos para os seres humanos, documentado em:

i) actas da reunião do CRI; ii) lista de verificação do revisor; ou iii) actas da reunião do CRI e lista de verificação do revisor

b.2) Relação risco/benefício, documentada em:

i) actas da reunião do CRI; ii) lista de verificação do revisor; ou iii) actas da reunião do CRI e lista de verificação do revisor

b.3) Seleção equitativa dos sujeitos, documentada em:

i) actas da reunião do CRI; ii) lista de verificação do revisor; ou iii) actas da reunião do CRI e lista de verificação do revisor

b.4) Exigência de consentimento informado, documentada em:

i) actas da reunião do CRI; ii) lista de verificação do revisor; ou iii) actas da reunião do CRI e lista de verificação do revisor

b.5) Documentação do consentimento informado, documentada em:

i) actas da reunião do CRI; ii) lista de verificação do revisor; ou iii) actas da reunião do CRI e lista de verificação do revisor

b.6) Monitorização da segurança do sujeito, documentada em:

i) actas da reunião do CRI; ii) lista de verificação do revisor; ou iii) actas da reunião do CRI e lista de verificação do revisor

b.7) Privacidade do sujeito, documentada em:

i) actas da reunião do CRI; ii) lista de verificação do revisor; ou iii) actas da reunião do CRI e lista de verificação do revisor

b.8) Confidencialidade dos dados, documentada em:

i) actas da reunião do CRI; ii) lista de verificação do revisor; ou iii) actas da reunião do CRI e lista de verificação do revisor

b.9.1) Membro do IRB Conflito de interesses, documentado em:

i) actas da reunião do CRI; ii) lista de verificação do revisor; ou iii) actas da reunião do CRI e lista de verificação do revisor

b.9.2) Conflito de interesses do investigador, documentado em:

i) actas da reunião do CRI; ii) lista de verificação do revisor; ou iii) actas da reunião do CRI e lista de verificação do revisor

b. 10) Salvaguardas adicionais para pessoas vulneráveis, se necessário, documentadas em:

i) actas da reunião do CRI; ii) lista de verificação do revisor; ou iii) actas da reunião do CRI e lista de verificação do revisor

c) Número de protocolos que o IRB aprovou a dispensa total ou a alteração do consentimento informado

c. 1) Número de protocolos que o IRB aprovou a dispensa total ou a alteração do consentimento informado que não cumprem os critérios da Regra Comum[4]

d) Número de protocolos s em que o IRB aprovou a dispensa da documentação do consentimento informado

d. 1) Número de protocolos que o IRB aprovou a dispensa da documentação do consentimento informado que não cumprem os critérios da Regra Comum[5]

3. Revisão contínua

a) Número total de protocolos que requerem revisão contínua

b) Número de protocolos em que as revisões contínuas exigidas pelo IRB caducaram

c) Número de protocolos com aprovação de revisão contínua do IRB caducada para os quais ocorreram actividades de investigação (exceto a continuação da intervenção ou interação de investigação considerada no melhor interesse dos sujeitos já inscritos pelo IRB)

4. Tempo de revisão do IRB

a) Tempo necessário para a aprovação de protocolos isentos

b) Tempo necessário para a aprovação de protocolos de revisão acelerada

c) Tempo necessário para a aprovação de protocolos de revisão pelo comité completo

d) Tempo necessário para a conclusão dos reexames contínuos

1. 45 CFR 46.101(b); 2.IRB, institutional review board; 3. 45 CFR 46.110 e 63 FR 60364-6037 de 9 de novembro de 1998; 4. 45 CFR 46.116(c) & (d); 5. 45 CFR 46.117(c)

propostos por Taylor (6), estes indicadores de qualidade também avaliam a categorização inicial dos protocolos pelo comité de ética institucional, ou seja, isentos, acelerados ou que requerem uma revisão completa pelo comité; dispensa ou alteração do consentimento informado; revisões contínuas pelo comité de ética institucional; e tempo necessário para completar as revisões pelo comité de ética institucional. Assim, estes indicadores de qualidade fornecerão uma avaliação aprofundada da qualidade geral e do desempenho das revisões do comité de revisão institucional.

Todas as informações necessárias para os indicadores de qualidade propostos para os conselhos de revisão institucional estão facilmente disponíveis nos registos do gabinete do conselho de revisão institucional. Por conseguinte, é possível efetuar uma análise dos registos existentes de um conselho de revisão institucional para obter os dados dos indicadores de qualidade do ano anterior. Tendo em conta a aplicação pendente da regra comum revista em janeiro de 2018, esta abordagem permitirá avaliar a qualidade e o desempenho dos comités de análise institucional antes e depois de 2018, a fim de determinar o impacto da regra comum revista.

A Regra Comum revista incluía uma série de novos requisitos que afectarão diretamente as revisões dos comités de análise institucionais. Estes incluem, mas não se limitam a, exigir uma única revisão por um comité de análise institucional para estudos multi-institucionais realizados nos Estados Unidos, criar isenções adicionais para estudos de baixo risco e eliminar a necessidade de revisões contínuas para muitos estudos, de modo a permitir que os conselhos de análise institucionais se concentrem em estudos de alto risco (7).

O mero desenvolvimento de indicadores de qualidade e de métricas de desempenho do programa de proteção da investigação em seres humanos e do comité de análise institucional não seria útil a menos que fossem implementados num número significativo de instituições.

No entanto, as medições anuais do desempenho são trabalhosas e dispendiosas. As instituições podem não estar dispostas a afetar recursos para participar em medições anuais do desempenho dos programas de proteção da investigação em seres humanos ou dos conselhos de revisão institucional. A razão pela qual todas as instalações de investigação do Departamento de Assuntos dos Veteranos participaram nas medições de desempenho do programa de proteção da investigação em seres humanos do Departamento de Assuntos dos Veteranos é que as políticas do Departamento de Assuntos dos Veteranos exigem que cada instalação de investigação tenha um responsável qualificado pela conformidade da investigação para realizar auditorias anuais a todos os documentos de consentimento informado, bem como auditorias regulamentares a todos os protocolos de investigação em seres humanos de três em três anos, e que o Gabinete de Supervisão da Investigação do Departamento de Assuntos dos Veteranos exige que apresentem anualmente dados métricos de desempenho do programa de proteção da investigação em seres humanos (2). Sugiro que a Association for Accreditation of Human Research Protection Programs, Incorporated, como condição para manter a acreditação total, exija que todas as instituições acreditadas realizem medições anuais do desempenho do programa de proteção da investigação em seres humanos e do conselho de revisão institucional, utilizando um conjunto central de métricas definidas, e apresentem os dados resultantes à Associação para análise e feedback às instituições para efeitos de melhoria da qualidade.

Foi demonstrado que as medições de desempenho melhoram a qualidade dos cuidados de saúde. Creio que a utilização criteriosa de medidas de desempenho também melhorará a qualidade e o desempenho dos programas de proteção da investigação em seres humanos e dos conselhos de revisão institucional.

Referências

1. Tsan MF, Smith K, Gao B. Assessing the quality of human research protection programs: The experience at the Department of Veterans Affairs. *IRB: Ethics & Human Research* 2010; 32 (4): 16-19.

2. Departamento dos Assuntos dos Veteranos. Requisitos de comunicação da conformidade da investigação. Manual VHA 1058.01. 2014.

http://www1.va.gov/vhapublications/

3. Departamento de Saúde e Serviços Humanos. Política Federal para a Proteção dos Sujeitos Humanos. 45 Código de Registo Federal (CFR) 46. 1991.

4. Comissão Nacional para a Proteção dos Sujeitos Humanos da Investigação Biomédica e Comportamental. *O Relatório Belmont: Princípios Éticos e Diretrizes para a Proteção dos Sujeitos Humanos da Investigação.* Washington, D.C. Government Printing Office. 1979.

5. Lidz CW, Appelbaum PS, Arnold R, et al. Até que ponto os conselhos de revisão institucionais seguem a Regra Comum? *Academic Medicine* 2012;87(7):969-974.

6. Taylor HA. Para além da conformidade: Measuring ethical quality to enhance the oversight of human subjects research (Medir a qualidade ética para melhorar a supervisão da investigação em seres humanos). *IRB: Ethics & Human Research.* 2007;29(5):9-14.

7. Menikoff, J., Kaneshiro, J., & Pritchard, I. (2017). A regra comum, actualizada. *NEJM* 2017; 376: 613-615.

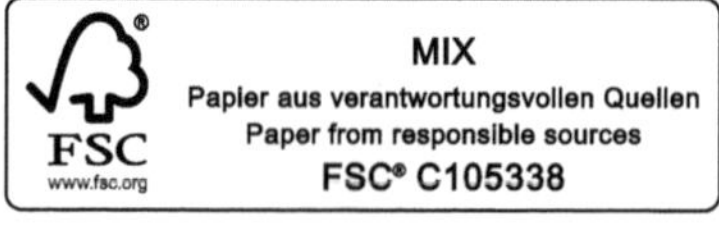

Printed by Books on Demand GmbH, Norderstedt / Germany